丙型肝炎
直接抗病毒药物
临床使用手册

王 琴 魏 来 编著

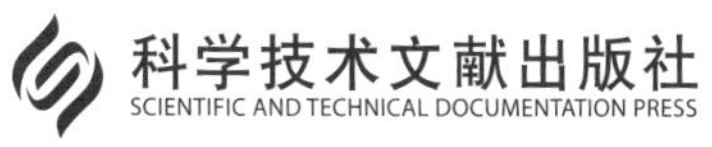

·北京·

图书在版编目（CIP）数据

丙型肝炎直接抗病毒药物临床使用手册 / 王琴，魏来编著. —北京：科学技术文献出版社，2018. 7

ISBN 978-7-5189-4631-0

Ⅰ. ①丙… Ⅱ. ①王… ②魏… Ⅲ. ①丙型肝炎—抗病毒药—手册 Ⅳ. ① R512.6-62

中国版本图书馆 CIP 数据核字（2018）第 151216 号

丙型肝炎直接抗病毒药物临床使用手册

策划编辑：袁婴婴　责任编辑：巨娟梅　袁婴婴　责任校对：文　浩　责任出版：张志平

出 版 者　科学技术文献出版社
地　　址　北京市复兴路15号　邮编　100038
编 务 部　（010）58882938，58882087（传真）
发 行 部　（010）58882868，58882874（传真）
邮 购 部　（010）58882873
官方网址　www.stdp.com.cn
发 行 者　科学技术文献出版社发行　全国各地新华书店经销
印 刷 者　北京地大彩印有限公司
版　　次　2018 年 7 月第 1 版　2018 年 7 月第 1 次印刷
开　　本　787 × 1092　1/32
字　　数　56千
印　　张　2.875　彩插6面
书　　号　ISBN 978-7-5189-4631-0
定　　价　38.00元

作者简介

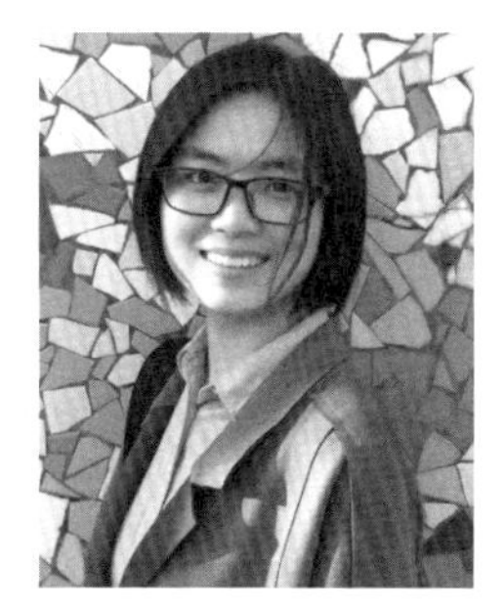

王琴，医学博士在读。主要研究方向为慢性丙型肝炎合并疾病、慢性丙型肝炎药物相互作用，以及肝硬化病因学。

参与制定和编写《中国直接抗病毒药物的潜在药物相互作用专家共识》，发表文章4篇。

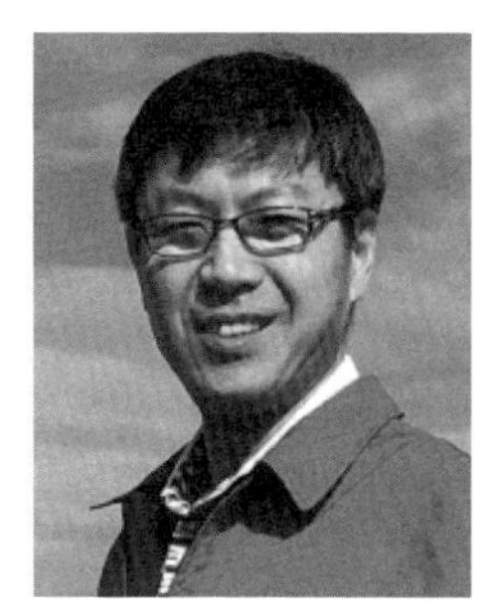

魏来，医学博士，教授，主任医师。北京大学肝病研究所所长，北京大学人民医院肝病科主任，世界卫生组织病毒性肝炎防治策略和技术咨询委员会委员、亚太地区肝脏学会秘书长。主要研究方向为丙型肝炎、非酒精性脂肪性肝病。

前 言

慢性丙型肝炎（chronic hepatitis C，CHC）是由丙型肝炎病毒（hepatitis C virus，HCV）感染所引起的，以肝脏为主要受累器官的传染病。慢性丙型肝炎呈全球性流行，不同性别、年龄、种族人群均对HCV易感。感染后20年，2% ~ 30%感染者将发生肝硬化，一旦发展为肝硬化，肝细胞肝癌（hepatocellular carcinoma，HCC）的年发生率为2% ～ 4%。肝硬化和HCC是慢性丙型肝炎患者的主要死因。肝硬化失代偿的年发生率为3% ～ 4%。一旦发生肝硬化，10年生存率约为80%，如出现失代偿，10年的生存率仅为25%。HCC在诊断后的第1年，死亡的可能性为33%。据世界卫生组织2015年估计，目前全球约有7100万人为慢性HCV感染者，每年约有40万人死于HCV感染所导致的肝硬化或肝癌。荟萃分析显示，我国HCV现症感染者约979万。

HCV有6个基因型。HCV 1b和2a基因型在我国较为常见，其中以1b型为主（56.8%），其次为2型（24.1%）和3型（9.1%），罕见基因4型和5型报告，6型相对较少（6.3%）。在我国西部和南部地区，基因1型比例低于全国平均比例，西部地区基因2型和3型比例高于全国平均比例，南部（包括香港和澳门地区）

和西部地区，基因 3 型和 6 型比例高于全国平均比例。

根据 HCV 感染途径和发病机制的特点，慢性 HCV 感染者可表现为肝硬化、慢性肾脏疾病合并 HCV 感染、人类免疫缺陷病毒（HIV）和 HCV 共感染、结核和 HCV 共感染等特殊人群。HCV 感染还会有冷球蛋白血症、抑郁、糖尿病、干燥综合征、扁平苔癣、类风湿性关节炎等肝外表现。

慢性 HCV 感染者随着年龄增长，还会伴有高血压、缺血性心脏病、胃 / 十二指肠炎或溃疡、高脂血症、慢性乙型肝炎、冠心病、睡眠障碍、心律失常、透析或肾功能衰竭、甲状腺疾病和精神类疾病。因此，可能合并使用多种药物。肝移植和肾移植的患者还会使用免疫抑制剂。

世界卫生组织在 2016 年提出，到 2030 年要达到清除病毒性肝炎的公共卫生威胁，为此，90% 的感染者应得到诊断，80% 获得诊断的患者应得到治疗。

慢性丙型肝炎的传统标准抗病毒治疗方案是干扰素(interferon，IFN）-α / 聚乙二醇干扰素 -α（pegylated interferon-α，PEG-IFN-α）联合利巴韦林（Ribavirin，RBV），其治疗效果因 HCV 的基因型而异，亚洲患者经此方案可获得 65% ～ 90% 的持续病毒学应答（sustained virologic response，SVR）率。但干扰素 -α 治疗不良反应大，禁忌证多，且给药途径不方便，难以有效清除 HCV 感染。一直以来，慢性丙型肝炎临床治疗难以取得突破性进展。

直接抗病毒药物（direct-acting antiviral agents，DAAs）的出现和应用打破了慢性丙型肝炎治疗的局面，使得慢性丙型肝炎临床治愈成为现实。DAAs 具有持续病毒学应答率高、疗程短、不良反应发生率低等优点，给广大 HCV 感染者，特别是 IFN-α

或 PEG-IFN-α 治疗失败或不能耐受其治疗不良反应的患者带来了希望和曙光。自 2011 年第一代 DAA 药物上市以来，DAA 研发取得了飞速的发展，至今已有多种 DAA 药物在欧美国家及部分亚太国家或地区批准上市，并成为慢性丙型肝炎治疗的第一线药物。大部分 DAA 经过细胞色素 P450（CYP450）代谢和多种转运体转运，这样的药代动力学特点决定了 DAAs 容易发生药物 - 药物相互作用（drug-drug interactions，DDI），在不同疾病状态下的慢性丙型肝炎患者也可能产生疾病 - 药物相互作用，甚至同服某种食物也可能产生食物 - 药物相互作用。因此，本书将对目前主流的 DAAs 的药物代谢特点，可能合并疾病用药的代谢特点及潜在相互作用进行了归纳、总结，并做出了丙肝合并疾病的直接抗病毒药物推荐，从而为临床医生选择药物提供了一些参考。

本书的内容是基于目前我国慢性丙型肝炎患者临床用药情况而编写，将随着临床用药情况变化不断更新。另外，由于编写内容涵盖多个学科，难免有疏漏和偏差，敬请广大同行批评指正。相关批评意见或建议请发至邮箱：qinwang9797@163.com，将不胜感激。

本书的撰写、审稿到最终出版，得到了段钟平、李太生、梁雁、刘梅林、王贵强、王向群、张俊清、张澍田、左力等专家的指导和支持，也得到了科学技术文献出版社袁婴婴老师的大力支持，在此一并感谢！

王琴　魏来

2018 年 7 月于北京

目　录

直接抗病毒药物概述……1

1. 丙型肝炎病毒复制周期……1
2. 直接抗病毒药物作用靶点……3
3. 直接抗病毒药物分类……4

直接抗病毒药物代谢特点……6

1. 阿舒瑞韦（Asunaprevir）……6
2. 达拉他韦（Daclatasvir）……7
3. 索磷布韦（Sofosbuvir）……7
4. 奥比帕利（Ombitasvir/Paritaprevir/Ritonavir）……8
5. 达塞布韦（Dasabuvir）……9
6. 索磷布韦/雷迪帕韦（Sofosbuvir/Ledipasvir）……9
7. 艾尔巴韦/格拉瑞韦（Elbasvir/Grazoprevir）……10
8. 索磷布韦/维帕他韦（Sofosbuvir/Velpatasvir）……11
9. 格卡瑞韦/哌仑他韦（Glecaprevir/Pibrentasvir）……12
10. 索磷布韦/维帕他韦/伏西瑞韦（Sofosbuvir/Velpatasvir/Voxilaprevir）……13
11. 达诺瑞韦（Danoprevir）……15

常见合并疾病用药的代谢特点 …… 18
1. 糖尿病用药的代谢特点 …… 18
2. 高血压用药的代谢特点 …… 21
3. 冠心病用药的代谢特点 …… 24
4. 胃、十二指肠炎 / 溃疡用药的代谢特点 …… 25
5. 高脂血症用药代谢特点 …… 28
6. 精神类疾病用药代谢特点 …… 29
7. 免疫抑制剂代谢特点 …… 32
8. 慢性乙型肝炎核苷（酸）类似物代谢特点 …… 33
9. 心律失常药物代谢特点 …… 33
10. 艾滋病抗病毒药物代谢特点 …… 35
11. 抗菌药物代谢特点 …… 37

DAAs 方案潜在药物相互作用 …… 59
1. 药物相互作用概念和分类 …… 59
2.DAAs 潜在的药物 – 药物相互作用 …… 59
3.DAAs 潜在的药物 – 疾病相互作用 …… 60
4.DAAs 潜在的药物 – 食物相互作用 …… 64

DAAs 方案应用推荐 …… 67
1.DAAs 方案适用范围 …… 67
2. 慢性丙型肝炎患者合并糖尿病时 DAAs 推荐 …… 68
3. 慢性丙型肝炎患者合并高血压时 DAAs 推荐 …… 68

4. 慢性丙型肝炎患者合并冠心病时 DAAs 推荐 ………… 69
5. 慢性丙型肝炎患者合并高脂血症时 DAAs 推荐 ……… 69
6. 慢性丙型肝炎患者合并胃、十二指肠炎 / 溃疡时 DAAs 推荐 ………………………………………… 70
7. 慢性丙型肝炎患者合并精神类疾病时 DAAs 推荐 ……70
8. 慢性丙型肝炎患者合用免疫抑制剂时 DAAs 推荐 ……71
9. 慢性乙型肝炎 – 丙型肝炎 DAAs 药物推荐………… 71
10. 慢性丙型肝炎患者合用抗心律失常药物时 DAAs 推荐……………………………………………… 72
11. 慢性丙型肝炎患者合用艾滋病抗病毒药物时 DAAs 推荐……………………………………………… 72
12. 慢性丙型肝炎患者合用抗菌药物时 DAAs 推荐 …… 73

总 结…………………………………………………… 75
附 录…………………………………………………… 77
附录 1 Child-Puph 分级评分标准 …………………… 77
附录 2 DAAs 通用名与商品名对照 ………………… 77
附录 3 DAAs 适用范围 ……………………………… 78
附录 4 DDAs 临床常见禁用药物 …………………… 79

丙肝药物相互作用及治疗方案推荐 APP

直接抗病毒药物概述

直接抗病毒药物（direct-acting antiviral agents，DAAs），通过靶向抑制丙型肝炎病毒（hepatitis C virus，HCV）复制周期中非结构蛋白（non-structural protein，NS），包括 HCV 蛋白酶和 HCV RNA 依赖的 RNA 聚合酶（RNA dependent RNA polymerase，RdRp），发挥抗病毒作用，达到清除 HCV 的目的。

1. 丙型肝炎病毒复制周期

HCV 归类于黄病毒属，有包膜（由脂质双层构成），糖蛋白 E1 和 E2 通过 C 端疏水键锚定在包膜上。包膜内是核衣壳及包裹的病毒基因组。HCV 的复制周期可分为三个阶段：①侵入肝实质细胞；② HCV 基因翻译和复制；③病毒颗粒组装和释放。

（1）侵入肝实质细胞

HCV 颗粒首先与肝细胞结合，富集在细胞表面，通常与糖蛋白和载脂蛋白 E 有关。吸附之后，病毒相继与其他高亲和力受体结合，引发细胞内吞、特异的信号传导或病毒包膜糖蛋白构象改变。一些病毒通过直接与细胞质膜融合而侵入细胞，或通过内吞作用进入细胞。

（2）HCV 基因翻译、复制和蛋白加工

病毒进入细胞后，经过核衣壳释放基因组才能开始翻译和复制。HCV 基因组翻译产生一个多聚蛋白，经过蛋白酶剪切后生成 10 种病毒蛋白，包括结构蛋白和非结构蛋白。

NS3 蛋白在 HCV 感染和复制中扮演了十分重要的角色，其 C 端具有解旋酶活性，N 端具有丝氨酸蛋白酶活性。NS3 丝氨酸蛋白酶与非结构蛋白 NS4A 形成稳定的二聚体，是 HCV 整个 NS 加工过程中的关键酶，具有丝氨酸蛋白酶功能的 NS3/4A 复合体通过催化 NS3-NS4A，NS4A-NS4B、NS4B-NS5A、NS5A-NS5B 裂解，将 HCV 多聚蛋白裂解为多个功能蛋白。因此 NS3-NS4A 蛋白酶是 HCV 复制起始的关键酶，也因此成为抗 HCV 药物研发的主要靶点之一。实际上，是 DAAs 药物研发最早使用的靶点。

经过 NS3/4A 蛋白酶裂解释放出的多个 NS 中，NS5A 和 NS5B 蛋白是形成复制复合体的重要元素。NS5A 具有多个磷酸化位点和多种磷酸化形式，起始 HCV 在体内的复制过程。NS5B 是一种 RdRp，包含所有已知 RNA 聚合酶的基本结构，是 HCV 复制中的核心酶。RdRp 可以直接合成 HCV RNA 模板，RNA 复制包括两步：第一步是以正链基因组 RNA 为模版，合成负链，形成复制中间产物；第二步，以产生的负链为模版产生新生基因组 RNA，用于子代病毒翻译、复制或包装。

NS5A 和 NS5B 蛋白有直接的相互作用，可能参与了 RdRp 酶活性的调控，而这种相互作用对于 HCV 的复制是必需的。所以，NS4A 和 NS5B 蛋白是 DAAs 研发的主要靶点。

（3）病毒颗粒组装和释放

基于对黄病毒属其他成员的认识，HCV 可能借助出芽方式进入细胞内囊泡，然后通过宿主细胞的分泌途径而释放至细胞外。

2. 直接抗病毒药物作用靶点

（1）NS3/NS4A 蛋白

HCV NS3 蛋白酶与底物结合位点位于 2 个片层的沟槽中，与其他的丝氨酸蛋白结构相比，该沟槽较浅，特征不明显，难以用于设计高亲和性、高特异性的抑制物。因此，单独使用 NS3/4A 蛋白酶抑制剂难以发挥显著的抑制病毒复制的作用，且较其他位点的 DAAs 更容易耐药，在治疗过程中需联用 NA5A 蛋白抑制剂或 NS5B 蛋白抑制剂。

（2）NS5A 蛋白

HCV NS5A 蛋白本身是 HCV 复制复合体的组成部分，同时可能参与了 NS5B RNA 聚合酶酶活性的调控，此外，NS5A 蛋白可与 HCV RNA 的 3' 末端结合，可能与复制复合物形成有关，并且，NS5A 蛋白也可调控 HCV IRES 引导的蛋白表达间接影响 HCV 的复制。

（3）NS5B 蛋白

NS5B 蛋白可以通过两种途径抑制 HCV NS5B 聚合酶。核苷类抑制剂作用于 NS5B 酶催化的 HCV RNA 合成，同时由于 RdRp 没有校读功能，不能自我修正误掺的核苷类似物，所以，核苷类抑制剂经聚合酶作用，经 RdRp 作用整合入新的 RNA 链后，导致 HCV 链的延伸提前终止。

非核苷类抑制剂通过与至少 4 个不同的别构酶位点相结合从而抑制 NS5B。该结合需要高亲和力，且结合位点并非 NS5B 催化位点，因此，其耐药屏障明显低于核苷类 NS5B 抑制剂。

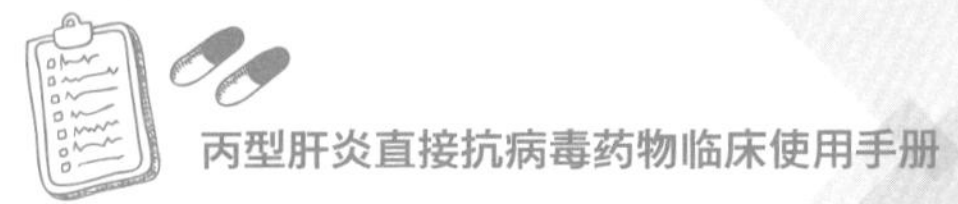

3. 直接抗病毒药物分类

根据 DAAs 不同的 NS 作用靶位，主要分为三类：① NS3/4A 蛋白酶抑制剂；② NS5A 蛋白抑制剂；③ NS5B 聚合酶核苷类抑制剂与非核苷类抑制剂。NS3/4A 蛋白酶抑制剂是最早研发出来的 DAA 药物，早期的 NS3/4A 蛋白酶抑制剂是基因型特异性的，耐药屏障低；新近研发上市的 NS3/4A 蛋白酶抑制剂具有抑制多个基因型 HCV 的特点，耐药屏障显著提高。NS5A 抑制剂对所有基因型的 HCV 均有效，耐药屏障低至中等，并能抑制对 NS5B 抑制剂耐药的 HCV 毒株。NS5B 抑制剂与病毒聚合酶的活性位点结合，可以通过两种途径抑制 HCV NS5B 聚合酶。核苷类抑制剂作用于 NS5B 酶催化 HCV RNA 的合成，经聚合酶作用整合入新 RNA 链，并作为 RNA 链终止子的天然底物的类似物，提前终止合成。其适用于所有基因型且不易耐药，并且对 NS3/4A 蛋白酶抑制剂耐药或 NS5A 抑制剂耐药者也有效。非核苷类抑制剂通过与至少 4 个不同的别构酶位点相结合而抑制 NS5B。该结合需要高亲和力，且结合位点并非 NS5B 催化位点，其耐药屏障明显低于核苷类 NS5B 抑制剂，抑制 HCV 的活性具有基因型特异性。

自 2011 年 5 月 NS3/4A 蛋白酶抑制剂博赛普韦（Boceprevir）和特拉普韦（Telaprevir）上市以来，DAAs 的研发得到迅速发展，全球多家制药公司陆续研发出不同种类的 DAAs，并在美国、欧盟和部分亚太国家或地区上市。NS3/4A 蛋白酶抑制包括：博赛普韦、特拉普韦、西美瑞韦（Simeprevir）、阿舒瑞韦（Asunaprevir）、帕立瑞韦（Paritaprevir）、格拉瑞韦（Grazoprevir）、伏西瑞韦（Voxilaprevir）、格卡瑞韦（Glecaprevir）和达诺瑞韦（Danoprevir）；NS5A 蛋白抑制剂包括：达拉他韦（Daclatasvir）、奥比他韦

（Ombitasvir）、雷迪帕韦（Ledipasvir）、艾尔巴韦（Elbasvir）、维帕他韦（Velpatasvir）和哌仑他韦（Pibrentasvir）；NS5B 核苷类抑制剂有索磷布韦（Sofosbuvir），非核苷类抑制剂有达塞布韦（Dasabuvir）。具体见图 1。其中阿舒瑞韦、达拉他韦、索磷布韦、奥比帕利（奥比他韦 / 帕立瑞韦 / 利托那韦，Ombitasvir/Paritaprevir/Ritonavir，O/P/r）、达塞布韦、维帕他韦、格拉瑞韦、艾尔巴韦和达诺瑞韦已经在我国上市。而博赛普韦和特拉普韦由于不良反应较多，服药不方便，且治疗时需联用干扰素或利巴韦林，已被市场淘汰。西美瑞韦目前没有药物在中国供应，所以，本手册将不予详细介绍。

上述所有 DAAs 都需要与其他类型的 DAA 联合使用，不可单独用于 HCV 抗病毒治疗。

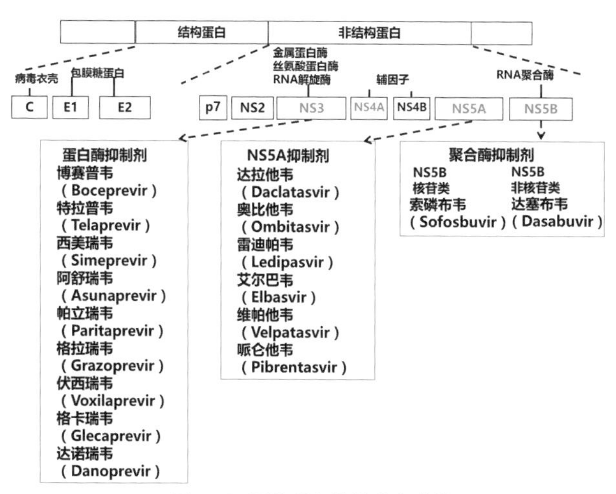

图 1　不同类型直接抗病毒药物

直接抗病毒药物代谢特点

1. 阿舒瑞韦（Asunaprevir）

阿舒瑞韦属第二代 NS3 /4A 蛋白酶抑制剂。药代动力学：2 ~ 4 小时达最高药物浓度，平均半衰期为 15 ~ 20 小时，平均清除时间为 302 ~ 491 小时。HCV 患者的药代动力学和正常人的药代动力学相似。但由于阿舒瑞韦在肝内代谢，主要经过粪便排泄，其药物曲线下面积（area under curve，AUC）在肝功能受损患者中可能会增加。研究表明，轻度肝功能损伤（Child-Pugh A 级）肝硬化患者的药物浓度较正常受试者增加 42%，但中度肝功能损伤（Child-Pugh B 级）和重度肝功能损伤（Child-Pugh C 级）的失代偿肝硬化患者的最高药物浓度分别是正常受试者的 5 倍和 23 倍，而比较肾功能正常和透析患者的最高药物浓度和药时曲线下面积并无明显差别。

阿舒瑞韦通过有机阴离子转运多肽（organic anion transporting polypeptide，OATP）转运进入肝脏，并经过细胞色素 P450（cytochrome P450，CYP450）亚组 CYP3A4 介导的氧化代谢，同时阿舒瑞韦是中效 CYP2D6 抑制剂，弱效 CYP3A 诱导剂，以及 OATP1B1/3、P- 糖蛋白（P-glycoprotein，P-gp）抑制剂。

2. 达拉他韦（Daclatasvir）

达拉他韦是一种 NS5A 抑制剂。口服达拉他韦后，HCV 感染者中达到最高药物浓度时间为 2 小时，半衰期为 12 ～ 15 小时。较肝功能正常的患者，达拉他韦在 Child-Pugh A 级患者中最高药物浓度和药时 AUC 分别下降 46% 和 43%；Child-Pugh B 级患者中分别下降 45% 和 38%；Child-Pugh C 级的患者分别下降 55% 和 36%。终末期肾病（end-stage renal disease，ESRD），即肌酐清除率＜ 15ml/min 患者的药代动力学研究结果显示，达拉他韦在 ESRD 患者中 AUC 增加 27%，由于其血浆蛋白结合率很高，血液透析难以清除达拉他韦。

88% 的达拉他韦通过粪便排泄，6.6% 经过尿液排泄。在肝内经过 CYP3A4 代谢并经过转运体 P-gp 和有机阳离子转运体 1（organic cation transporter 1，OCT1）转运，同时也是 CYP3A4 的轻度抑制剂及乳腺癌耐药蛋白（breast cancer resistance protein，BCRP）、OATP1B1、OCT1 和 P-gp 抑制剂。

3. 索磷布韦（Sofosbuvir）

索磷布韦是一种 NS5B 聚合酶抑制剂。口服索磷布韦后 0.2 ～ 2 小时达到最高药物浓度。索磷布韦经磷酸化可转化为活化的三磷酸盐（GS-461203），掺入新生成的 RNA 链并终止链的延伸。其活性代谢物去磷酸化成为非活性成分 GS-331007。GS-331007 的达峰时间为 2 ～ 4 小时。空腹或高脂饮食不会影响索磷布韦的吸收。索磷布韦和 G5-331007 的半衰期分别为 0.4 小时和 27 小时。与肝功能正常者相比，Child-Pugh B 级和 Child-Pugh

C 级患者的索磷布韦 AUC 分别提高 126% 和 143%，GS-331007 AUC 分别提高 18% 和 9%。在肝硬化（包括代偿和失代偿）和非肝硬化患者中 AUC 无明显差别。与肾功能正常者相比，轻度肾功能损伤 [eGFR 50 ～ 80ml（min · 1.73m^2）]、中度肾功能损伤 [eGFR 30 ～ 50ml（min · 1.73m^2）] 和重度肾功能损伤 [eGFR < 30ml（min · 1.73m^2）] 患者的索磷布韦 AUC 分别提高 61%、107% 和 171%，GS-331007 AUC 分别提高 55%、88% 和 451%。

索磷布韦代谢不依赖于 CYP450 酶系统，而是经 P-gp 和 BCRP 转运，对药物转运体 P-gp、BCRP、OATP1B1/3、OCT1 和胆盐分泌蛋白（BSEP）既无抑制作用也不具有诱导作用。GS-331007 经肾脏排泄。

4. 奥比帕利（Ombitasvir/Paritaprevir/Ritonavir）

奥比帕利是由 NS3/4A 蛋白酶抑制剂帕利瑞韦（75mg）、NS5A 抑制剂奥比他韦（12.5mg）和 CYP3A 抑制剂利托那韦（50mg）组成的固定复合制剂。这三种药物在正常人体内的达峰时间分别为 5 小时、4 ～ 5 小时和 4 ～ 5 小时；半衰期分别为 21 ～ 25 小时、5.5 小时和 4 小时；与肝功能正常者相比，Child-Pugh A 级患者中三种药物的 AUC 分别降低 8%、29% 和 34%，Child-Pugh B 级患者中帕利瑞韦 AUC 升高 62%，而奥比他韦和利托那韦则降低 30%，Child-Pugh C 级患者中帕利瑞韦和利托那韦 AUC 分别升高 945% 和 13%，而奥比他韦降低 54%。与肾功能正常者比，轻度和中度肾功能损伤 [eGFR ≥ 30ml（min · 1.73m^2）] 患者中利托那韦 AUC 分别升高 40% 和 76%，帕利瑞韦和奥比他韦无改变；重度肾功能损伤 [eGFR < 30ml（min · 1.73m^2）] 患者中，

利托那韦和帕利瑞韦 AUC 分布升高 108% 和 25%，奥比他韦仍无变化。

帕利瑞韦和利托那韦主要在肝脏中进行代谢，是 CYP3A4 底物，而奥比他韦主要经过酰胺水解代谢。体外实验证明，三者均是 P-gp 转运体的抑制剂，但和地高辛合用时其药物浓度并无明显升高。此外，帕利瑞韦还是 OATP1B1、BCRP 的底物及 OATP1B1/3、OATP2B1、BCRP 和 P-gp 的抑制剂，奥比他韦是 CYP3A4、BCRP 和 P-gp 的抑制剂，利托那韦是 CYP3A4 的强效抑制剂，BCRP 和 OATP2B1 的抑制剂。

5. 达塞布韦（Dasabuvir）

达塞布韦是非核苷类 RdRp 抑制剂，与 NS5B 聚合酶抑制剂的非催化位点结合，常与奥比帕利联用治疗基因 1 型和 4 型 HCV 感染者。达塞布韦主要由 CYP2C8 代谢，少量经过 CYP3A4 代谢，可抑制尿苷二磷酸葡萄糖醛酸基转移酶（uridine glucuronosyl transferase，UGT）1A1 和 BCRP。根据体外实验，达塞布韦是 P-gp 的抑制剂，但与 P-gp 底物地高辛合用时并不能改变地高辛浓度。同时，达塞布韦也是 P-gp 和 BCRP 的底物，但抑制这两个转运体对达塞布韦药物浓度并无影响。

6. 索磷布韦 / 雷迪帕韦（Sofosbuvir/Ledipasvir）

索磷布韦 / 雷迪帕韦是 NS5A 抑制剂雷迪帕韦（90mg）和 NS5B 抑制剂索磷布韦（400mg）组成的固定复合制剂。口服索磷布韦 / 雷迪帕韦后 4 ~ 4.5 小时雷迪帕韦达到最高药物浓度，而索磷布韦只需 0.8 ~ 1 小时，GS-331007 需要 3.5 ~ 4 小时。雷迪帕韦的吸收需要酸性的环境，其溶解度随着pH的升高而降低，故与抗酸剂、H_2受体阻断剂或质子泵抑制剂同时使用可降低雷迪帕韦浓度。空腹状态下，索磷布韦/雷迪帕韦的半衰期中位时间为47小时。

在非HCV感染者及Child-Pugh B级和C级患者中应用单剂和多剂雷迪帕韦，药代动力学研究结果均表示对雷迪帕韦的最高药物浓度和AUC无明显影响。轻、中度肾损伤[eGFR ≥ 30ml（min · 1.73m^2）]患者中雷迪帕韦药物浓度和AUC较肾功能正常者无明显差异，但在重度肾损伤[eGFR < 30ml（min · 1.73m^2）]患者和需要接受血液透析治疗的ESRD中尚无该药的安全性和有效性评估。

雷迪帕韦的代谢机制尚不明确，但其代谢不依赖于CYP450酶，超过98%通过粪便以原型排出，其余少量通过肾脏排出。雷迪帕韦不是CYP450和葡萄糖醛酸基转移酶的抑制剂或诱导剂，是P-gp转运蛋白和BCRP的底物和抑制剂，与P-gp或BCRP诱导剂联用可降低雷迪帕韦的浓度。索磷布韦代谢特点见前述。

7. 艾尔巴韦/格拉瑞韦（Elbasvir/Grazoprevir）

艾尔巴韦/格拉瑞韦是第二代NS3 /4A蛋白酶抑制剂格拉瑞韦（100mg）和第二代NS5A抑制剂艾尔巴韦（50mg）组成的固定复合制剂。服用艾尔巴韦/格拉瑞韦后，艾尔巴韦在HCV感染者体内的药代动力学与正常人相似，而格拉瑞韦在HCV感染者的AUC约为正常人的2倍。艾尔巴韦达到最高药物浓度的中位时间是3小时，格拉瑞韦是2小时。前者的生物利用度为32%，后者为27%。在HCV感染者体内的半衰期分别为24小时和31小时。在血液透析患者和重度肾损伤 [eGFR ＜ 30ml（min · 1.73m^2）] 患者中，艾尔巴韦的 AUC 较肾功能正常患者分别升高 25% 和 46%，而格拉瑞韦的 AUC 水平较肾功能正常患者分别升高 10% 和 40%。艾尔巴韦的 AUC 在正常人、Child-Pugh A 级、B 级和 C 级患者中无差别，而格拉瑞韦在代偿期肝硬化患者中的 AUC 水平为非肝硬化患者的 1.65 倍。

两者均主要经过 CPY3A 代谢和粪便排泄，是 CYP3A4 和 P-gp 的底物及小肠 BCRP 的抑制剂。体外实验中，艾尔巴韦能抑制 P-gp，但并不能提高地高辛（P-gp 底物）的药物浓度。格拉瑞韦还是 OATP1B1/3 的底物和 CYP3A4 的轻度抑制剂。

8. 索磷布韦 / 维帕他韦（Sofosbuvir/Velpatasvir）

索磷布韦 / 维帕他韦是 NS5A 抑制剂维帕他韦（100mg）和 NS5B 抑制剂索磷布韦（400mg）组成的固定复合制剂。服用索磷布韦 / 维帕他韦后，两种药物在体内的达峰时间分别为 0.5 ～ 1 小时 和 3 小时；半衰期分别为 0.5 小时和 15 小时，索磷布韦在体内主要代谢产物 GS-331007 的半衰期为 25 小时。维帕他韦 AUC 在肝损伤各阶段无明显变化，三者在肝硬化（包括代偿和失代偿）和非肝硬化患者中 AUC 无明显差别。与肾功能正常者相比，轻度肾功能损伤 [eGFR 50 ～ 80ml（min · 1.73m^2）]、中度肾功能损伤 [eGFR 30 ～ 50ml（min · 1.73m^2）] 和重度肾功能损伤 [eGFR ＜ 30ml（min · 1.73m^2）] 患者的索磷布韦 AUC 分别提高 61%、107% 和 171%，GS-331007 AUC 分别提高 55%、88% 和 451%；而肾损伤对维帕他韦 AUC 无影响。

维帕他韦主要经过胆汁 - 粪便排泄，而 80% 的索磷布韦通过尿液排泄。维帕他韦和索磷布韦均是转运体 P-gp 和 BCRP 的底物，维帕他韦还是 CYP2B6、CYP2C8、CYP3A4、OATP1B1/3 的底物，以及 P-gp、BCRP、OATP1B1/3 和 OATP2B1 的抑制剂。

9. 格卡瑞韦 / 哌仑他韦（Glecaprevir/Pibrentasvir）

格卡瑞韦 / 哌仑他韦是 NS3/4A 蛋白酶抑制剂格卡瑞韦（100mg）和 NS5A 抑制剂哌仑他韦（40mg）组成的固定复合制剂。与正常人相比，HCV 感染者的格卡瑞韦最高药物浓度下降了 51%，而 AUC 无明显差异；哌仑他韦的最高药物浓度和 AUC 分别下降 63% 和 34%。两者达峰时间均为 5 小时，半衰期分别为 6 小时和 13 小时。不论中度肾功能损伤 [eGFR 30 ~ 50ml（min · 1.73m^2）] 还是重度肾功能损伤 [eGFR < 30ml（min · 1.73m^2）] 格卡瑞韦和（或）哌仑他韦 AUC 均提高≤ 56%。在 Child-Pugh A 级患者中，格卡瑞韦 AUC 是肝功能正常者的 2 倍；哌仑他韦无差异。而格卡瑞韦 AUC 在 Child-Pugh B 级和 Child-Pugh C 级患者中分别是肝功能正常者的 2 倍和 11 倍；哌仑他韦 AUC 在 Child-Pugh B 级和 Child-Pugh C 级患者中分别提高 26% 和 114%。

两者 90% 以上均经过胆汁 - 粪便排泄，格卡瑞韦经过 CYP3A4 代谢，且两者均为 P-gp、BCRP 和 OATP1B1/3 的抑制剂，CYP3A4、CYP1A2 和尿苷二磷酸葡萄糖醛酸基转移酶（uridine glucuronosyl transferase，UGT）1A1 的轻度抑制剂。

10. 索磷布韦 / 维帕他韦 / 伏西瑞韦（Sofosbuvir/Velpatasvir/Voxilaprevir）

索磷布韦 / 维帕他韦 / 伏西瑞韦是 NS3/4A 蛋白酶抑制剂伏西瑞韦（100mg），NS5A 抑制剂维帕他韦（100mg）和 NS5B 抑制剂索磷布韦（400mg）组成的固定复合制剂。服用索磷布韦 / 维帕他韦 / 伏西瑞韦后，三种药物在体内达峰时间分别为 2 小时、4 小时和 4 小时；半衰期分别为 0.5 小时、17 小时和 33 小时，而索磷布韦的代谢产物 GS-331007 的半衰期为 29 小时。伏西瑞韦在 Child-Pugh A 级肝硬化患者的 AUC 较无肝硬化患者升高了 73%，在 Child-Pugh B 级和 C 级患者中的 AUC 分别是肝功能正常者的 3 倍和 5 倍。重度肾损伤 [eGFR ＜ 30ml（min · 1.73m^2）] 对伏西瑞韦的代谢和排泄无影响。肝肾功能损伤对索磷布韦和维帕他韦的影响见前述。

伏西瑞韦在肝内主要通过 CYP3A4 代谢，也是 CYP1A2 和 CYP2C8 的底物及转运体 P-gp、BCRP 和 OATP1B1/3 底物，同时也是 P-gp、BCRP 和 OATP1B1/3 的抑制剂。表 1 中列举了目前常见的 DAAs 代谢中酶类和转运体的作用和效能。

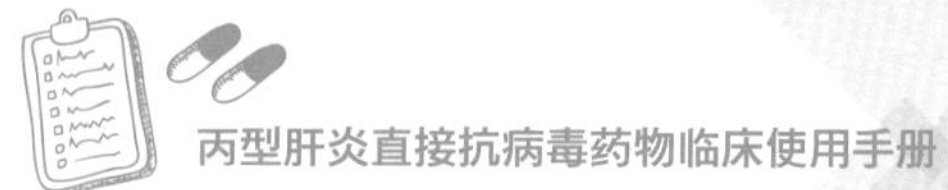

表 1　DAA 代谢所需的酶类和转运体

DAAs	肝药酶		转运体		参考文献
	底物	抑制剂	底物	抑制剂	
ASV	CYP3A4	CYP2D6（中） 诱导剂： CYP3A（弱）		OATP1B1 OATP2B3 P-gp	[1]
DCV	CYP3A4	诱导剂： CYP3A4（弱）	OCT1（少） P-gp	BCRP OATP1B1 OCT1 P-gp	[2]
EBR	CYP3A4			BCRP	[3]
GZR	CYP3A4	CYP3A4（弱）	OATP1B1 OATP1B3 P-gp	BCRP	[3]
OBV		UGT1A1			[4]
PTV	CYP3A4/5	UGT1A1	BCRP OATP1B1	BRCP OATP1B1/3 OATP2B1	[4]
RNV	CYP3A4 CYP2D6（少）	CYP3A4 诱导剂： CYP2C19 诱导剂： CYP1A		BRCP OATP2B1 OCT1	[4]
DSV	CYP2C8 CYP3A4	UGT1A1		BCRP	[5]
GLE	CYP3A4（少） UGT1A1（少）	CYP1A2（弱） CYP3A4（弱） UGT1A1（弱）	BCRP OATP1B1/3 P-gp	BCRP OATP1B1/3 P-gp	[6]
PIB		CYP1A2（弱） CYP3A4（弱） UGT1A1（弱）	BCRP P-gp	BCRP OATP1B1/3 P-gp	[6]

续表

DAAs	肝药酶		转运体		参考文献
	底物	抑制剂	底物	抑制剂	
SOF/GS-331007			Sof：BCRP Sof：P-gp GS-331007 not		[7]
LDV			BCRP P-gp	BCRP P-gp	[8]
VEL	CYP2B6（少） CYP2C8（少） CYP3A4（少）		BCRP P-gp	BCRP OATP1B1/3 OATP2B1 P-gp	[9]
VOX	CYP1A2 CYP2C8 CYP3A4（主要）		BCRP OATP1B1/3 P-gp	BCRP OATP1B1/3 P-gp	[9]
DNV	CYP3A		OATP		

注：ASV为阿舒瑞韦；DCV为达拉他韦；EBR为艾尔巴韦；GZR为格拉瑞韦；OBV/PTV/RNV（OBV/PTV/r）为奥比帕利；DSV为达塞布韦；GLE为格卡瑞韦；PIB为哌仑他韦；SOF为索磷布韦；LDV为雷迪帕韦；VEL为维帕他韦；VOX为伏西瑞韦；DNV为达诺瑞韦；CYP为细胞色素P450酶；UGT为尿苷二磷酸葡萄糖醛酸转移酶；OCT为鸟氨酸氨基甲酰转移酶；P-gp为P-糖蛋白；OATP为有机阴离子转运多肽；BCRP为乳腺癌耐药蛋白；“主要”英文为major；“少”英文为minor；“弱”英文为weak；“中”英文为moderate。

11. 达诺瑞韦（Danoprevir）

达诺瑞韦是NS3/4A蛋白酶抑制剂。中国健康受试者口服达诺瑞韦后达峰时间约为1.5小时。药物在体内代谢清除迅速，血浆平均清除半衰期约1.0小时。与单剂口服达诺瑞韦相比，利托那韦 100mg 可显著提高达诺瑞韦 AUC，血浆消除半衰期由单药的 1 小时延长为约 3.2 小时。多次给药后，达诺瑞韦血浆消除半衰期稍短，血浆最高血药浓度和 AUC 未见明显差异，未见血浆药物蓄积。达诺瑞韦经肝脏代谢，在肝内经 CYP3A 亚型代谢，是 OATP 底物，因此肾功能保护良好。从Ⅱ / Ⅲ期临床试验来看，达诺瑞韦联合拉维达韦，未发生三级以上的肝功能检测异常。

参考文献

[1] 阿舒瑞韦软胶囊 . http://drugs.medlive.cn/drugref/html/19663.shtml.

[2] EMA. Daklinza summary of product characteristics. Available from: http://www.ema.europa.eu/docs/en_GB/document_library/EPAR_-_Product_Information/human/003768/WC500172848.pdf.

[3] FDA. Zepatier prescribing information. 2018.https://www.accessdata.fda.gov/drugsatfda_docs/label/2018/208261s005lbl.pdf.

[4] EMA. Viekirax summary of product characteristics. 2015. http://www.ema.europa.eu/docs/en_GB/document_library/EPAR_-_Product_Information/human/003839/WC500183997.pdf.

[5] EMA. Exviera summary of product characteristics. 2015. http://www.ema.europa.eu/docs/en_GB/document_library/EPAR_-_Product_Information/human/003837/WC500182233.pdf.

[6] FDA. Vosevi prescribing information. 2017. https://www.accessdata.fda.gov/drugsatfda_docs/label/2017/209195s002lbl.pdf.

[7] EMA. Sovaldi summary of product characteristics. 2014. http://www.ema.europa.eu/docs/en_GB/document_library/EPAR_-_Product_Information/human/002798/WC500160597.pdf.

[8] FDA. Harvoni prescribing information. 2017. https://www.accessdata.fda.gov/drugsatfda_docs/label/2017/205834s024lbl.pdf.

[9] EMA. Epclusa summary of product characteristics. 2016. http://www.ema.europa.eu/docs/en_GB/document_library/EPAR_-_Product_Information/human/004210/WC500211151.pdf.

常见合并疾病用药的代谢特点

1. 糖尿病用药的代谢特点

糖尿病用药中，糖苷酶抑制剂（阿卡波糖、伏格列波糖）、二甲双胍、胰高糖素样肽 -1（GLP-1）类似物和米格列醇几乎不在肝内代谢。大部分磺酰脲类促胰岛素分泌剂在肝内主要经过 CYP2C9 代谢，其中格列吡嗪是 OATP1B1 抑制剂。非磺酰脲类促泌剂中瑞格列奈主要经 CYP2C8 代谢，那格列奈主要经 CYP2C9 代谢。噻唑烷二酮类药物中吡格列酮和罗格列酮均经过 CYP450 酶代谢。二肽基肽酶 -4（DPP-4）抑制剂中，西格列汀主要以原型经尿液排泄（主要经 OAT3 和 P-gp 转运），只有 16% 经过 CYP3A4 和 CYP2C8 代谢。沙格列汀主要经 CYP3A4/5 代谢。维格列汀、利格列汀和阿格列汀不经过肝药酶代谢。钠 - 葡萄糖协同转运蛋白 2（SGLT-2）抑制剂主要经过Ⅱ相肝药酶 UGT1A9 代谢，少量或不经过 CYP450 同工酶代谢。达格列净和卡格列净为 P-gp 的底物，而恩格列净经过多种转运体转运，详见表 2。

表 2 降糖药物代谢所需的酶类和转运体

药物	肝药酶		转运体		参考文献
	底物	抑制剂	底物	抑制剂	
糖苷酶抑制剂					
阿卡波糖					[1]
伏格列波糖					[2]
双胍类					
二甲双胍			OCT2 MATE		[3]
磺酰脲类					
格列美脲	CYP2C9				[4]
格列喹酮					不详
格列吡嗪	CYP2C9				[5]
格列齐特	CYP2C9 CYP2C19				[6]
格列本脲	CYP2C9 CYP3A4		OATP1B1		[7]
非磺酰脲类					
瑞格列奈	CYP2C8（主要） CYP3A4		OATP1B1		[8]
那格列奈	CYP2C9（70%） CYP3A4（30%）				[9]
噻唑烷二酮					
吡格列酮	CYP2C8 CYP3A4 CYP1A1				[10]
罗格列酮	CYP2C8 CYP2C9				[11]
DPP-4 抑制剂					
西格列汀	CYP3A4（少） CYP2C8（少）		P-gp OAT3		[12]

续表

药物	肝药酶		转运体		参考文献
	底物	抑制剂	底物	抑制剂	
沙格列汀	CYP3A4/5				[13]
维格列汀			P-gp		[14]
利格列汀					[15]
阿格列汀					[16]
GLP-1 类似物					
艾塞那肽					[17]
利拉鲁肽					[18]
贝那鲁肽					[19]
利司那肽					[20]
SGLT-2 抑制剂					
达格列净	UGT1A9		P-gp（少） OAT3（少）		[21]
恩格列净	UGTs		P-gp BCRP OAT3 OATP1B1/3		[22]
卡格列净	UGT1A9 UGT2B4 CYP3A4（7%）		P-gp	P-gp（弱）	[23]
其他					
米格列醇					[24]

注：空格为不相关；DPP-4 为二肽基肽酶 -4；GLP-1 为胰高糖素样肽 -1；SGLT-2 为钠 - 葡萄糖协同转运蛋白 -2；CYP 为细胞色素 P450 酶；UGT 为尿苷二磷酸葡萄糖醛酸转移酶；OCT 为乌氨酸氨基甲酰转移酶；P-gp 为 P- 糖蛋白；OATP 为有机阴离子转运多肽；BCRP 为乳腺癌耐药蛋白；“主要”英文为 major；“少”英文为 minor；“弱”英文为 Weak。

2. 高血压用药的代谢特点

降压药用药中，除了尼莫地平和氨氯地平外，大多钙离子通道阻滞剂（CCB）经过肝药酶 CYP3A4 代谢。同时，硝苯地平、氨氯地平和非洛地平也经过 P-gp 转运；地尔硫䓬是 CYP3A4 和 P-gp 的抑制剂。

β 受体阻滞剂中普萘洛尔可经 3 种不同的 CYP450 酶（CYP2D6、CYP1A2 和 CYP2C19）代谢，而且是 P-gp 的底物，与 DAAs 发生药物相互作用（drug-drug interactions，DDI）的可能性较其他 β 受体阻滞剂大，而美托洛尔经过 CYP2D6 代谢。血管紧张素Ⅱ受体阻断剂（ARB）主要经 CYP2C9 酶代谢，如缬沙坦、氯沙坦；转运体以 OATP 为主，如缬沙坦、替米沙坦。利尿剂中呋塞米、托拉塞米和吲达帕胺均是多种肝药酶的底物，易发生 DDI。多数血管紧张素转换酶抑制剂（ACEI）不经过 CYP450 酶代谢。除贝那普利经过 UGT 代谢，依那普利经过 OATP1B1 转运外，其他 ACEI 药物不经过转运体转运，详见表 3。

表 3　降压药物代谢所需的酶类和转运体

药物	肝药酶		转运体		参考文献
	底物	抑制剂	底物	抑制剂	
CCB					
硝苯地平	CYP3A4		P-gp		[25]
氨氯地平		CPY3A（弱） CYP1A1 CYP2B6	P-gp		[26]
非洛地平	CYP3A4		P-gp		[27]
拉西地平	CYP3A4				[28]
尼莫地平					[29]
地尔硫䓬	CYP3A4	CYP3A4		P-gp	[30]
乐卡地平	CYP3A4				[31]
尼卡地平	CYP2C8 CYP2D6 CYP3A4				[32]
贝尼地平	CYP3A4				[33]
阿折地平	CYP3A4				[34]
尼群地平	CYP3A4				[35]
β 受体阻滞剂					
美托洛尔	CYP2D6				[36]
比索洛尔	CYP3A4				[37]
艾司洛尔					[38]
索他洛尔					[39]
阿罗洛尔					不详
普萘洛尔	CYP2D6 CYP1A2 CYP2C19（少）	4-H 普萘洛尔 CYP2D6（弱）			[40]
ARB					
缬沙坦	CYP2C9		OATP1B1		[41]

续表

药物	肝药酶		转运体		参考文献
	底物	抑制剂	底物	抑制剂	
厄贝沙坦	CYP2C9		OATP1B1	P-gp	[42]
替米沙坦			OATP1B1/3		[43]
氯沙坦	CYP2C9 CYP3A4				[44]
坎地沙坦				OATP1B1	[45]
利尿剂					
呋塞米	CYP1A1 CYP1A9 CYP2B7 UGTs				[46]
螺内酯					[47]
托拉塞米	CPY2E1 CPY3A4（少） CYP2C9（少）				[48]
吲达帕胺	CYPs2C9 CYP2D6 CYP3A4				[49]
氢氯噻嗪					[50]
ACEI					
贝那普利	UGTs				[51]
依那普利			OATP1B1		[52]
福辛普利					[53]
卡托普利					[54]
培哚普利					[55]

注：空格为不相关；CCB为钙离子拮抗剂；ARB为血管紧张素Ⅱ受体阻断剂；ACEI为血管紧张素转换酶抑制剂；CYP为细胞色素P450酶；UGT为尿苷二磷酸葡萄糖醛酸转移酶；P-gp为P-糖蛋白；OATP为有机阴离子转运多肽；“少”英文为minor；“弱”英文为weak。

3. 冠心病用药的代谢特点

冠心病用药中，CCB 和 β 受体阻滞剂的代谢种类及特点同高血压用药。他汀类药物中，除了普伐他汀不经过 CYP450 酶代谢（匹伐他汀主要经过 UGTs 代谢）外，其余均经过 CYP450 酶代谢，以 CYP3A4 和 CPY2C9 为主。此外，多数他汀类药物经过 OATP 转运。血管扩张剂硝酸酯类药物代谢特点不详（表 4）。

表 4 冠心病药物代谢所需的酶类和转运体

药物	肝药酶		转运体		参考文献
	底物	抑制剂	底物	抑制剂	
他汀类药物					
阿托伐他汀	CYP3A4		OATP1B1		[56]
辛伐他汀	CYP3A4		OATP1B1		[57]
瑞舒伐他汀	CYP2C9 CYP2C19 CYP3A4 CYP2D6（少）		OATP1B1/3 OATP1A2		[58]
氟伐他汀	CYP2C9（75%） CYP2C8（5%） CYP3A4（15%）		BRCP OATP1B1/3		[59]
匹伐他汀	CYP2C9（少） CYP2C8（少） UGT1A3 UGT2B7		OATP1B1		[60]
普伐他汀					[61]
抗血小板药物					
阿司匹林					[62]

续表

药物	肝药酶		转运体		参考文献
	底物	抑制剂	底物	抑制剂	
氯吡格雷	CYP1A2 CYP2B6 CYP2C19 CYP3A4				[63]
替罗非班					[64]
替格瑞洛	CYP3A4	CYP3A4（弱）	P-gp	P-gp（弱）	[65]
奥扎格雷					不详
西洛他唑	CYP3A4 CYP2C19				[66]
血管扩张剂					
单硝酸异山梨酯					不详
硝酸甘油					不详

注：空格为不相关；CYP 为细胞色素 P450 酶；UGT 为尿苷二磷酸葡萄糖醛酸转移酶；P-gp 为 P- 糖蛋白；OATP 为有机阴离子转运多肽；BCRP 为乳腺癌耐药蛋白；“少”英文为 minor；“弱”英文为 weak。

4. 胃、十二指肠炎 / 溃疡用药的代谢特点

胃、十二指肠炎和胃、十二指肠溃疡的用药种类相似，因此本手册将其并述。质子泵抑制剂均经过 CYP2C19 和（或）CYP3A4 酶代谢，其中奥美拉唑也是 CYP2C19 的抑制剂。H_2 受体阻滞剂中只有西咪替丁是 CYP3A4 的抑制剂。但质子泵抑制剂和 H_2 受体阻滞剂均可影响胃酸分泌（表 5），在一定程度上提高

胃内 pH，可能会影响某些 DAAs 的吸收或溶解。抗幽门螺杆菌药物中克拉霉素为 CYP3A4 的强效抑制剂，而替硝唑为 CYP3A4 酶的底物。胃肠动力药中多潘立酮和莫沙必利分别是 CYP3A4 和 CYP3A5 的底物。洛哌丁胺为多种肝药酶的底物和转运体 P-gp 的底物（表 6）。

表 5　临床常见抗酸药物

药物种类	药物
质子泵抑制剂	奥美拉唑、雷贝拉唑、泮托拉唑、兰索拉唑、埃索美拉唑、艾普拉唑
H_2 受体拮抗剂	雷尼替丁、法莫替丁、西咪替丁
抗酸剂	铝碳酸镁、铝镁加、磷酸铝、镁加铝、海藻酸铝镁、维 U 颠茄铝、铝镁颠茄、枸橼酸铋钾、复方铝酸铋、硫糖铝

表 6　胃、十二指肠炎 / 溃疡药物代谢所需的酶类和转运体

药物	肝药酶		转运体		参考文献
	底物	抑制剂	底物	抑制剂	
质子泵抑制剂					
奥美拉唑	CYP2C19 CYP3A4	CYP2C19			[67]
雷贝拉唑	CYP3A4 CYP2C19				[68]
泮托拉唑	CYP2C19 CYP3A4				[69]
兰索拉唑	CYP2C19 CYP3A4				[70]

续表

药物	肝药酶		转运体		参考文献
	底物	抑制剂	底物	抑制剂	
埃索美拉唑	CYP2C19 CYP3A4				[71]
艾普拉唑					不详
H_2 受体拮抗剂					
雷尼替丁					[72]
法莫替丁					[73]
西咪替丁		CYP3A4			[74]
抗酸剂					
铝碳酸镁					无
铝镁加					无
磷酸铝					无
镁加铝					无
海藻酸铝镁					无
维 U 颠茄铝					无
铝镁颠茄					无
胶体果胶铋					无
枸橼酸铋钾					无
复方铝酸铋					无
硫糖铝					无
抗 Hp 药物					
克拉霉素		CYP3A4 （强）			[75]
左氧氟沙星	少量代谢				[76]
阿莫西林					[77]
莫西沙星					[78]

续表

药物	肝药酶		转运体		参考文献
	底物	抑制剂	底物	抑制剂	
依诺沙星					不详
洛美沙星					[79]
帕珠沙星					不详
替硝唑	CYP3A4				[80]
甲硝唑					[81]
胃肠动力药					
多潘立酮	CYP3A4				[82]
莫沙必利	CYP3A5				[83]
伊托必利					[84]
其他					
洛哌丁胺	CYP2C8 CYP3A4 CYP2B6 CYP2D6		P-gp		[85]
甲氧氯普胺					[86]

注：空格为不相关；CYP 为细胞色素 P450 酶；P-gp 为 P- 糖蛋白；“强”英文为 strong。

5. 高脂血症用药代谢特点

降脂药物主要分为降胆固醇的他汀类药物和降甘油三酯的贝特类药物，其中洛伐他汀是肝药酶 CYP3A4 和转运体 OATP1B1 和 BCRP 的底物，其他的他汀类药物种类与特点同冠心病用药一致。贝特类药物中非诺贝特为多种肝药酶（CYP2C9、CYP2C8、CYP2C19 和 CYP2A6）抑制剂，苯扎贝特主要通过羟基化代谢而非 CYP450 系统代谢。其他新型的降脂药物中，普罗布考为 CYP3A4 和 OATP1B1 的底物（表 7）。

表 7　降脂药物代谢所需的酶类和转运体

药物	肝药酶		转运体		参考文献
	底物	抑制剂	底物	抑制剂	
洛伐他汀	CYP3A4		OATP1B1 BCRP		[87]
非诺贝特		CYP2C8（少） CYP2C19（少） CYP2A6（少） CYP2C9（中）			[88]
苯扎贝特					[89]
普罗布考	CYP3A4				[90]
多廿烷醇					不详
依折麦布			OATP1B1		[91]
蛹油 α－亚麻酸乙酯					不详

注：空格为不相关；CYP 为细胞色素 P450 酶；OATP 为有机阴离子转运多肽；BCRP 为乳腺癌耐药蛋白；“少”英文为 minor；“中”英文为 moderate。

6. 精神类疾病用药代谢特点

除氟哌噻吨、劳拉西泮和奥沙西泮不经过 CYP450 酶系统而通过 UGT 代谢外，其他精神类药物均不同程度经过不同亚类的 CYP450 酶系统代谢。部分药物也是相应肝药酶的抑制剂，如帕罗西汀，是 CYP2D6 的强抑制剂和 CYP2B6 的中度抑制剂（表 8）。

表 8　精神疾病药物代谢所需的酶类和转运体

药物	肝药酶		转运体		参考文献
	底物	抑制剂	底物	抑制剂	
艾司唑仑	CYP3A4				[92]
氟哌噻吨	UGT				
奥氮平	CYP1A2（主要） CYP2D6 UGT1A4	CYP1A2（弱） CYP2C19（弱） CYP2C9（弱） CYP2D6（弱） CYP3A4（弱）			[93]
劳拉西泮	UGT				[94]
佐匹克隆	CYP3A4				[95]
氯硝西泮	CYP2C8				[96]
咪达唑仑	CYP3A4 CYP2B6	CYP2C8（弱） CYP2C9（弱） CYP3A4（弱）			[97]
帕罗西汀	CYP2D6	CYP2D6（强） CYP2B6（中） CYP2C19（弱） CYP2C9（弱） CYP1A2（弱）			[98]
喹硫平	CYP3A4（主要） CYP2D6（少）				[99]
地西泮	CYP2C9（主要） UGT				[100]
米氮平	CYP1A2（主要） CYP2D6（主要） CYP3A4（主要） CYP2C9（少）	CYP1A2（弱）			[101]

续表

药物	肝药酶		转运体		参考文献
	底物	抑制剂	底物	抑制剂	
西酞普兰	CYP3A4（31%） CYP2C19（38%） CYP2D6（31%）	CYP2D6（弱） CYP2C19（弱） CYP1A2（弱） CYP2B6（弱）			[102]
艾司西酞普兰	CYP2C19（主要） CYP3A4	CYP2D6（弱）			[103]
奥沙西泮	UGT				[104]
唑吡坦	CYP3A4（主要） CYP1A2（少） CYP2C19（少） CYP2D6（少）				[105]
阿普唑仑	CYP3A4（主要）	CYP3A4（弱）			[106]
度洛西汀					[107]
利培酮	CYP2D6（主要） CYP3A4（少）	CYP2D6（弱）			[108]
右佐匹克隆	CYP3A4 CYP2E1				[109]
扎来普隆	CYP3A4（少）				[110]
氟西汀	CYP2C9（主要） CYP2D6（少） CYP1A2（少） CYP2B6（少） CYP2C19（少） CYP2E1（少） CYP3A4（少）	CYP2D6（强） CYP2C19（中） CYP1A2（弱） CYP2B6（弱） CYP2C9（弱）			[111]
舍曲林					[112]

注：空格为不相关；CYP 为细胞色素 P450 酶；UGT 为尿苷二磷酸葡萄糖醛酸转移酶；“主要”英文为 main；“少”英文为 minor；“弱”英文为 weak；“中”英文为 moderate；“强”英文为 strong。

7. 免疫抑制剂代谢特点

免疫抑制剂中除了他克莫司、环孢素、来氟米特和西罗莫司经过CYP3A4酶系统代谢外，其他药物均不经过肝药酶代谢。其中环孢素和西罗莫司同时作为P-gp的底物增加了其与DAAs合用产生DDI风险的可能性，尤其是环孢素（为多种转运体抑制剂）。详见表9。

表9　免疫抑制剂代谢所需的酶类和转运体

药物	肝药酶		转运体		参考文献
	底物	抑制剂	底物	抑制剂	
吗替麦考酚酯					[113]
他克莫司	CYP3A4				[114]
环孢素	CYP3A4	CYP3A4	P-gp	P-gp OATP1B1	[115]
来氟米特	CYP3A4	CYP2C8 CYP1A2		OATP3 BCRP OATP1B1/B3	[116]
沙利度胺	不代谢				[117]
西罗莫司	CYP3A4		P-gp		[118]
甲氨蝶呤					[119]
硫唑嘌呤					[120]
咪唑立宾					不详

注：空格为不相关；CYP为细胞色素P450酶；P-gp为P-糖蛋白；OATP为有机阴离子转运多肽；BCRP为乳腺癌耐药蛋白。

8. 慢性乙型肝炎核苷（酸）类似物代谢特点

慢性丙型肝炎合并慢性乙型肝炎患者中核苷（酸）类似物主要为替诺福韦酯、恩替卡韦、阿德福韦酯、拉米夫定和替比夫定，均不经过肝药酶代谢。除替诺福韦酯是 CYP1A 抑制剂外，其余药物既不是肝药酶和各类转运体的抑制剂也不是诱导剂（表 10）。

表 10　核苷（酸）类似物代谢所需的酶类和转运体

药物	肝药酶		转运体		参考文献
	底物	抑制剂	底物	抑制剂	
恩替卡韦					[121]
阿德福韦酯					[122]
拉米夫定					[123]
替比夫定					[124]
替诺福韦酯		CYP1A			[125]

注：空格为不相关；CYP 为细胞色素 P450 酶。

9. 心律失常药物代谢特点

抗心律失常用药中 β 受体阻滞剂种类及特点同高血压用药。除了地高辛和普鲁卡因外，多数抗心律失常药物主要经过 CYP450 酶系统代谢，如利多卡因、丙吡胺、奎尼丁、多非利特和决奈达隆等。其中，奎尼丁和决奈达隆还是 P-gp 的底物。而普罗帕酮为多种肝药酶（CYP2A6、CYP3A4 和 CYP1A2）的底物。

尤其值得注意的是胺碘酮，其不仅经过多种肝药酶代谢，是多种肝药酶的抑制剂和 P-gp 的底物，与 DAAs 合并用药时尤其容易发生 DDI，和索磷布韦及含有索磷布韦的任何固定复合制剂合用会产生严重的心动过缓（表 11）。

表 11　抗心律失常药物代谢所需的酶类和转运体

药物	肝药酶		转运体		参考文献
	底物	抑制剂	底物	抑制剂	
β 受体阻滞剂和钙通道阻滞剂同高血压					
利多卡因	CYP3A4				[126]
胺碘酮	CYP3A4 CYP2C8	CYP2C9 CYP2C19 CYP2D6 CYP3A4 CYP2A6 CYP2B6 CYP2C8	P-gp		[127]
普罗帕酮	CYP2D6 CYP3A4 CYP1A2				[128]
奎尼丁	CYP3A4		P-gp	P-gp	[129]
美西律	CYP2D6 CYP1A2	CYP2D6			
氟卡尼	CYP3A4 CYP2D6				[130]
地高辛			P-gp		[131]
丙吡胺	CYP3A4				[132]
莫雷西嗪					不详
普鲁卡因					[133]
多非利特	CYP3A4				

续表

药物	肝药酶		转运体		参考文献
	底物	抑制剂	底物	抑制剂	
伊布利特					不详
决奈达隆	CYP3A4	CYP3A（中） CYP2D6	P-gp OCT2	OATP1B1/3	[134]

注：空格为不相关；CYP 为细胞色素 P450 酶；OCT 为鸟氨酸氨基甲酰转移酶；P-gp 为 P- 糖蛋白；OATP 为有机阴离子转运多肽；“中”英文为 moderate。

10. 艾滋病抗病毒药物代谢特点

艾滋病抗病毒药物中，拉米夫定、恩曲他滨、拉替拉韦和替诺福韦酯不经过任何肝药酶代谢和转运体转运。齐多夫定和阿巴卡韦主要经过 UGT 代谢。除依曲韦林经过 CYP2C 代谢外，其余药物，如奈韦拉平、依非韦伦、利匹韦林、洛匹那韦、替拉那韦和阿扎那韦等均主要经过 CYP3A4 代谢，且除替拉那韦、达茹那韦和阿扎那韦是 CYP3A4 的抑制剂外，其余均是其诱导剂。此外，依非韦伦还是 P-gp 的诱导剂，依曲韦林是 P-gp 和 BCRP 底物，利托那韦、洛匹那韦、替拉那韦、阿扎那韦和达茹那韦均不同程度抑制 OATP 转运体（表 12）。

表 12　艾滋病药物代谢所需的酶类和转运体

药物	肝药酶		转运体		参考文献
	底物	抑制剂	底物	抑制剂	
齐多夫定	UGT 2B7 UGT IA9				[135]
拉米夫定					[123]
阿巴卡韦	UGTs				[136]
替诺福韦酯		CYP1A			[125]
恩曲他滨					[137]
奈韦拉平	CYP3A4	诱导剂： CYP3A CYP2B6			[138]
依非韦伦	CYP3A4 CYP2B6	诱导剂： CYP3A CYP2B6 UGT1A1 CYP2C19 CYP2C9		诱导剂： P-gp	[139]
依曲韦林	CYP2C	诱导剂： CYP3A4	P-gp BCRP	P-gp（弱）	[140]
利匹韦林	CYP3A4				[141]
利托那韦	CYP3A4 CYP2D6 （少）	CYP3A4 诱导剂： CYP2C19 CYP1A		BRCP OATP2B1 OCT1	[4]
洛匹那韦	CYP3A4			OATP1B	[142]
替拉那韦	CYP3A4	CYP3A CYP 2D6	P-gp	OATP1B	[143]

续表

药物	肝药酶		转运体		参考文献
	底物	抑制剂	底物	抑制剂	
阿扎那韦	CYP3A4	CYP3A UGT1A1 CYP2C8(弱)		OATP1B P-gp	[144]
达茹那韦	CYP3A	CYP3A CYP2D6		OATP1B	[145]
拉替拉韦					[146]

注：空格为不相关；CYP 为细胞色素 P450 酶；UGT 为尿苷二磷酸葡萄糖醛酸转移酶；OCT 为鸟氨酸氨基甲酰转移酶；P-gp 为 P- 糖蛋白；OATP 为有机阴离子转运多肽；BCRP 为乳腺癌耐药蛋白；“少”英文为 minor；“弱”英文为 weak。

11. 抗菌药物代谢特点

本书主要列举了抗革兰阳性细菌、抗革兰阴性细菌、抗真菌和抗结核杆菌的药物。其中喹诺酮类药物中除莫西沙星经过 UGT 代谢，以及诺氟沙星和环丙沙星为 CYP1A2 的抑制剂外，其他药物不经过肝药酶代谢和转运体转运。所有的头孢类药物、氨基糖苷类药物、部分大环内酯类药物（如阿奇霉素）、四环素类药物、碳青霉烯类药物，以及氨曲南和万古霉素均不经过肝药酶代谢和转运体转运，且非肝药酶和转运体的抑制剂或诱导剂。但克拉霉素为 CYP3A4 的抑制剂，红霉素为 CYP3A4 的底物和抑制剂，转运体 P-gp 和 OATP 的底物。

抗真菌药物中两性霉素 B、氟胞嘧啶和阿尼芬净不经过肝药酶代谢和转运体转运，且非肝药酶和转运体的抑制剂或诱导剂。灰黄霉素、伊曲康唑和酮康唑为 CYP3A4 的底物和抑制剂，且后两者也是 P-gp 的底物和抑制剂。而泊沙康唑虽经过 UDT 代谢，但却是 CYP3A4 的强效抑制剂。特比奈芬和伏力康唑经过多种不同亚类的肝药酶代谢。

抗结核药物中异烟肼为 CYP3A 的抑制剂，利福平为 CYP3A4 和 P-gp 的诱导剂（表 13）。

表 13　抗菌药物代谢所需的酶类和转运体

药物	肝药酶		转运体		参考文献
	底物	抑制剂	底物	抑制剂	
细菌感染					
喹诺酮类					
左氧氟沙星					[76]
诺氟沙星		CYP1A2			[147]
莫西沙星	UGT				[78]
环丙沙星		CYP1A2			[148]
帕珠沙星					[149]
洛美沙星					[79]
一代头孢					
头孢羟氨苄					[150]
头孢拉定					[151]
头孢氨苄					[152]
头孢唑林					[153]
二代头孢					
头孢呋辛					[154]
头孢克洛					[155]
头孢丙烯					[156]
头孢西丁					[157]
头孢美唑					[158]

续表

药物	肝药酶		转运体		参考文献
	底物	抑制剂	底物	抑制剂	
头孢替安					[159]
头孢尼西					[160]
头孢孟多酯					[161]
三代头孢					
头孢地尼					[162]
头孢克肟					[163]
头孢哌酮					[164]
头孢曲松					[165]
头孢他啶					[166]
头孢唑肟					[167]
头孢噻肟					[168]
头孢地嗪					
拉氧头孢					[169]
头孢泊肟酯					[170]
头孢匹胺					[171]
头孢甲肟					[172]
四代头孢					
头孢吡肟					[173]
单酰胺类					
氨曲南					[174]
大环内酯类					
阿奇霉素					[175]
克拉霉素		CYP3A4（强）			[176]
罗红霉素					[177]

续表

药物	肝药酶		转运体		参考文献
	底物	抑制剂	底物	抑制剂	
红霉素	CYP3A4	CYP3A4		P-gp OATP	[178]
磺胺类					
复方磺胺甲噁唑	CYP2C9				[179]
青霉素					[180]
阿莫西林					[181]
氨基糖苷类					
庆大霉素					
妥布霉素					[182]
异帕米星					不详
卡那霉素					[183]
链霉素					[184]
林克胺类					
克林霉素	CYP3A4 CYP3A5（少）				[185]
替硝唑	CYP3A4				[186]
甲硝唑					[187]
四环素类					
多西环素					[188]
米诺环素					[189]
碳青霉烯类					
美罗培南					[190]
亚胺培南					[191]
厄他培南					[192]

续表

药物	肝药酶		转运体		参考文献
	底物	抑制剂	底物	抑制剂	
其他					
万古霉素					[193]
利奈唑胺	CYP3A（少）				[194]
抗结核药物					
异烟肼	N-乙酰转移酶 CYP2E1	CYP3A			[195]
利福平		诱导剂：CYP3A	诱导剂：P-gp		[195]
利福布汀		诱导剂：CYP3A	诱导剂：P-gp		[196]
利福喷汀		诱导剂：CYP3A	诱导剂：P-gp		[197]
利福昔明		诱导剂：CYP3A	P-gp OATP1A2 OATP1B1 OATP1B3		[198]
乙胺丁醇					[199]
吡嗪酰胺					[195]
链霉素					[184]
抗真菌药物					
两性霉素 B					[200]
阿尼芬净					[201]
卡泊芬净	CYP450（少）				[202]

续表

药物	肝药酶		转运体		参考文献
	底物	抑制剂	底物	抑制剂	
氟康唑		CYP3A4（中） CYP2C9 CYP2C19			[203]
氟胞嘧啶					[204]
灰黄霉素	CYP3A4	诱导剂：CYP3A4			[205]
伊曲康唑	CYP3A4	CYP3A4（强）	P-gp	P-gp	[206]
酮康唑	CYP3A4	CYP3A4	P-gp	P-gp	[207]
泊沙康唑	UGT	CYP3A4（强）	P-gp		[208]
特比奈芬	CYP2C9 CYP1A2 CYP3A4 CYP2C8 CYP2C19	CYP2D6			[209]
伏立康唑	CYP2C19 CYP2C9 CYP3A4				[210]

注：空格为不相关；CYP 为细胞色素 P450 酶；UGT 为尿苷二磷酸葡萄糖醛酸转移酶；P-gp 为 P- 糖蛋白；OATP 为有机阴离子转运多肽；“少”英文为 minor；“中”英文为 moderate；“强”英文为 strong。

参考文献

[1] FDA. Precose prescribing information. 2015. https://www. accessdata. fda. gov/drugsatfda_docs/label/2015/020482s027lbl. pdf.

[2] 伏格列波糖片. http://drugs.medlive.cn/drugref/html/18202.shtml.

[3] FDA. Glucophage prescribing information. 2017. https://www. accessdata. fda. gov/drugsatfda_docs/label/2017/020357s037s039,021202s021s023lbl. pdf.

[4] FDA. Amaryl prescribing information. 2016. https://www. accessdata. fda. gov/drugsatfda_docs/label/2016/020496s028lbl. pdf.

[5] FDA. Glucotrol prescribing information. 2016. https://www. accessdata. fda. gov/drugsatfda_docs/label/2016/017783s026lbl. pdf.

[6] Al-Omary FAM. Gliclazide. Profiles Drug Subst Excip Relat Methodol, 2017, (42): 125-192.

[7] SmPC. Glibenclamide 2. 5mg Tablets. https://www. medicines. org. uk/emc/product/6839/smpc.

[8] EMA. NovonNorm summary of product characteristics. 2017. http://www. ema. europa. eu/docs/en_GB/document_library/EPAR_-_Procedural_steps_taken_and_scientific_information_after_authorisation/human/000187/WC500029904. pdf.

[9] FDA. Starlix prescribing information. 2017. https://www. accessdata. fda. gov/drugsatfda_docs/label/2017/021204s015lbl. pdf.

[10] EMA. Actos summary of product characteristics. 2017. http://www. ema. europa. eu/docs/en_GB/document_library/EPAR_-_Scientific_Discussion/human/000285/WC500021381. pdf.

[11] FDA. Avandia prescribing information. 2016. https://www. accessdata. fda. gov/drugsatfda_docs/label/2016/021071s051lbl. pdf.

[12] FDA. Januvia prescribing information. 2018. https://www.accessdata.

fda.gov/drugsatfda_docs/label/2018/021995s042lbl.pdf.

[13] FDA. ONGLYZA prescribing information. 2017. https://www.accessdata. fda. gov/drugsatfda_docs/label/2017/022350s018lbl. pdf.

[14] SmPC. Eucreas® 50 mg/850 mg film-coated tablets. https://www.medicines. org. uk/emc/product/7758/smpc.

[15] FDA. TRADJENTA prescribing information. 2017. https://www.accessdata. fda. gov/drugsatfda_docs/label/2017/201280s016lbl. pdf.

[16] FDA. NESINA prescribing information. 2016. https://www. accessdata. fda. gov/drugsatfda_docs/label/2016/022271s011lbl. pdf.

[17] FDA. BYDUREON prescribing information. 2018. https://www.accessdata. fda. gov/drugsatfda_docs/label/2018/022200s026lbl. pdf.

[18] FDA. SAXENDA prescribing information. 2017. https://www. accessdata. fda. gov/drugsatfda_docs/label/2017/206321s004s006lbl. pdf.

[19] 用药参考 . 贝那鲁肽注射液 . http://drugs. medlive. cn/drugref/html/19977. shtml.

[20] FDA. ADLYXIN prescribing information. 2017. https://www. accessdata. fda. gov/drugsatfda_docs/label/2016/208471Orig1s000lbl. pdf.

[21] FDA. FARXIGA prescribing information. 2017. https://www. accessdata. fda. gov/drugsatfda_docs/label/2017/202293s012lbl. pdf.

[22] FDA. JARDIANCE prescribing information. 2017. https://www.accessdata. fda. gov/drugsatfda_docs/label/2017/204629s016lbl. pdf.

[23] FDA. INVOKANA prescribing information. 2017. https://www.accessdata. fda. gov/drugsatfda_docs/label/2017/204042s026lbl. pdf.

[24] FDA. GLYSET prescribing information. 2012. https://www. accessdata. fda. gov/drugsatfda_docs/label/2012/020682s010lbl. pdf.

[25] FDA. Adalat prescribing information. 2010. https://www. accessdata. fda. gov/drugsatfda_docs/label/2011/020198s023lbl. pdf.

[26] FDA. Norvasc prescribing information. 2017. https://www. accessdata.

fda. gov/drugsatfda_docs/label/2017/019787s062lbl. pdf.
[27] FDA. Plendil prescribing information. 2012. https://www. accessdata. fda. gov/drugsatfda_docs/label/2012/019834s025lbl. pdf.
[28] SmPC. Motens Tablets 4mg. 2016. https://www. medicines. org. uk/emc/medicine/298.
[29] FDA. Nimotip prescribing information. 2006. https://www. accessdata. fda. gov/drugsatfda_docs/label/2006/018869s014lbl. pdf.
[30] FDA. Cardizem prescribing information. 2016. https://www. accessdata. fda. gov/drugsatfda_docs/label/2016/021392s020lbl. pdf.
[31] SmPC. Zanidip 10mg tablets. 2010. https://www. medicines. org. uk/emc/product/191/smpc.
[32] FDA. Cardene prescribing information. 2016. https://www. accessdata. fda. gov/drugsatfda_docs/label/2016/019488s010lbl. pdf.
[33] 盐酸贝尼地平片 . http://drugs. dxy. cn/drug/142917. htm.
[34] 阿折地平片 . http://www. njcttq. com/uploadfile/20140620140044717. pdf.
[35] SmPC. Baypass. https://pharma. bayer. nl/nl/geneesmiddelen/baypress.
[36] FDA. Lopressor prescribing information. 2012. https://www. accessdata. fda. gov/drugsatfda_docs/label/2012/017963s067lbl. pdf.
[37] FDA. Zebeta prescribing information. 2010. https://www. accessdata. fda. gov/drugsatfda_docs/label/2011/019982s016lbl. pdf.
[38] FDA. Brevibloc prescribing information. 2012. https://www. accessdata. fda. gov/drugsatfda_docs/label/2012/019386s043lbl. pdf.
[39] FDA. Betapace prescribing information. 2016. https://www. accessdata. fda. gov/drugsatfda_docs/label/2016/019865s021lbl. pdf.
[40] FDA. Inderal prescribing information. 2010. https://www. accessdata. fda. gov/drugsatfda_docs/label/2011/016418s080,016762s017,017683s008lbl. pdf.
[41] FDA. Diovan prescribing information. 2016. https://www. accessdata.

fda. gov/drugsatfda_docs/label/2017/020665s039lbl. pdf.

[42] FDA. Avapro prescribing information. 2016. https://www. accessdata. fda. gov/drugsatfda_docs/label/2016/020757s059s067lbl. pdf.

[43] FDA. Micardis prescribing information. 2014. https://www. accessdata. fda. gov/drugsatfda_docs/label/2014/020850s038lbl. pdf.

[44] FDA. Cozaar prescribing information. 2015. https://www. accessdata. fda. gov/drugsatfda_docs/label/2015/020386s054lbl. pdf.

[45] FDA. Atacand prescribing information. 2015. https://www. accessdata. fda. gov/drugsatfda_docs/label/2016/020838s039lbl. pdf.

[46] FDA. Lasix prescribing information. 2016. https://www. accessdata. fda. gov/drugsatfda_docs/label/2016/016273s068lbl. pdf.

[47] FDA. Aldactone prescribing information. 2014. https://www. accessdata. fda. gov/drugsatfda_docs/label/2014/0.

[48] EMA. Torasemide summary of product characteristics. 2017. http://www. ema. europa. eu/docs/en_GB/document_library/EPAR_-_Public_assessment_report/veterinary/003836/WC500191633. pdf.

[49] FDA. Lozol prescribing information. 2005. https://www. accessdata. fda. gov/drugsatfda_docs/label/2009/018538s028lbl. pdf.

[50] FDA. Diovan prescribing information. 2015. https://www. accessdata. fda. gov/drugsatfda_docs/label/2015/020818s066lbl. pdf.

[51] FDA. Lotensin prescribing information. 2017. https://www. accessdata. fda. gov/drugsatfda_docs/label/2017/019851s052lbl. pdf.

[52] FDA. Epaned prescribing information. 2017. https://www. accessdata. fda. gov/drugsatfda_docs/label/2017/208686s002lbl. pdf.

[53] FDA. Monopril prescribing information. 2003. https://www. accessdata. fda. gov/drugsatfda_docs/label/2003/19915se5-037_monopril_lbl. pdf.

[54] FDA. Capoten prescribing information. 2017. https://www. accessdata. fda. gov/drugsatfda_docs/label/2017/018343s087lbl. pdf.

[55] FDA. Aceon prescribing information. 2017. https://www. accessdata. fda. gov/drugsatfda_docs/label/2017/020184s023lbl. pdf.

[56] EMA. Lipitor summary of product characteristics. 2017. http://www. ema. europa. eu/docs/en_GB/document_library/Referrals_document/ Lipitor_30/WC500125066. pdf.

[57] EMA. Simvastatin summary of product characteristics. 2017. http:// www. ema. europa. eu/docs/en_GB/document_library/Referrals_ document/Zocord_30/WC500010253. pdf.

[58] EMA. Crestor summary of product characteristics. 2017. http://www. ema. europa. eu/docs/en_GB/document_library/Referrals_document/ Crestor_29/WC500010495. pdf.

[59] FDA. Lescol prescribing information. 2017. https://www.accessdata.fda. gov/drugsatfda_docs/label/2017/020261s052,021192s026lbl.pdf.

[60] FDA. Livalo prescribing information. 2016. https://www. accessdata. fda. gov/drugsatfda_docs/label/2016/022363s011lbl. pdf.

[61] FDA. Pravachol prescribing information. 2016. https://www. accessdata. fda. gov/drugsatfda_docs/label/2016/019898s066lbl. pdf.

[62] FDA. Aggrenox prescribing information. 2015. https://www. accessdata. fda. gov/drugsatfda_docs/label/2015/020884s035lbl. pdf.

[63] FDA. Plavix prescribing information. 2017. https://www. accessdata. fda. gov/drugsatfda_docs/label/2017/020839s068lbl. pdf.

[64] FDA. Aggrastat prescribing information. 2017. https://www. accessdata. fda. gov/drugsatfda_docs/label/2016/020912s024,020913s022lbl. pdf.

[65] FDA. Brilinta prescribing information. 2016. https://www. accessdata. fda. gov/drugsatfda_docs/label/2016/022433s020lbl. pdf.

[66] FDA. Pletal prescribing information. 2017. https://www. accessdata. fda. gov/drugsatfda_docs/label/2017/020863s024lbl. pdf

[67] FDA. Prilosec prescribing information. 2016. https://www. accessdata.

fda. gov/drugsatfda_docs/label/2016/019810s102,022056s019lbl. pdf.

[68] FDA. Aciphex prescribing information. 2016. https://www. accessdata. fda. gov/drugsatfda_docs/label/2016/020973s037lbl. pdf.

[69] FDA. Protonix prescribing information. 2016. https://www. accessdata. fda. gov/drugsatfda_docs/label/2017/020987s053,022020s015lbl. pdf.

[70] FDA. Dexilant prescribing information. 2017. https://www. accessdata. fda. gov/drugsatfda_docs/label/2017/022287s027lbl. pdf.

[71] FDA. Nexium prescribing information. 2017. https://www. accessdata. fda. gov/drugsatfda_docs/label/2001/21153lbl. pdf.

[72] FDA. Zantac prescribing information. 2009. https://www. accessdata. fda. gov/drugsatfda_docs/label/2009/019090s053,019593s042lbl. pdf.

[73] FDA. Fluxid prescribing information. 2003. https://www. accessdata. fda. gov/drugsatfda_docs/label/2004/21712lbl. pdf.

[74] FDA. Tagamet prescribing information. 2005. https://www. accessdata. fda. gov/drugsatfda_docs/label/2005/020238s013lbl. pdf.

[75] FDA. Biaxin prescribing information. 2017. https://www. accessdata. fda. gov/drugsatfda_docs/label/2017/050662s058,050698s038,050775s026lbl. pdf.

[76] FDA. Levaquin prescribing information. 2017. https://www. accessdata. fda. gov/drugsatfda_docs/label/2017/020634s068,020635s074,021721s035lbl. pdf.

[77] FDA. Prevpac prescribing information. 2017. https://www. accessdata. fda. gov/drugsatfda_docs/label/2017/050757s021lbl. pdf.

[78] FDA. Avelox prescribing information. 2017. https://www. accessdata. fda. gov/drugsatfda_docs/label/2016/021085s061s062,021277s057s058lbl. pdf.

[79] FDA. Maxaquin prescribing information. 2005. https://www. accessdata. fda. gov/drugsatfda_docs/label/2005/20013s015lbl. pdf.

[80] FDA. Tindamax prescribing information. 2007. https://www. accessdata. fda. gov/drugsatfda_docs/label/2007/021618s003lbl. pdf.

[81] FDA. Flagyl prescribing information. 2015. https://www. accessdata. fda. gov/drugsatfda_docs/label/2015/012623s066lbl. pdf.

[82] SmPC. Domperidone 10mg tablets. 2017. https://www. medicines. org. uk/emc/medicine/23098.

[83] Curran MP, Robinson DM. Mosapride in gastrointestinal disorders. Drugs, 2008, 68(7): 981-991.

[84] Mushiroda T, Douya R, Takahara E, et al. The involvement of flavin-containing monooxygenase but not CYP3A4 in metabolism of itopride hydrochloride, a gastroprokinetic agent: comparison with cisapride and mosapride citrate. Drug Metab Dispos, 2000, 28(10):1231-1237.

[85] FDA. Imodium prescribing information. 2016. https://www. accessdata. fda. gov/drugsatfda_docs/label/2016/017690s005lbl. pdf.

[86] FDA. Reglan ODT prescribing information. 2016. https://www. accessdata. fda. gov/drugsatfda_docs/label/2011/021793s011lbl. pdf.

[87] FDA. Altoprev prescribing information. 2017. https://www. accessdata. fda. gov/drugsatfda_docs/label/2017/021316s034lbl. pdf.

[88] FDA. Fenoglide prescribing information. 2012. https://www. accessdata. fda. gov/drugsatfda_docs/label/2012/022118s005lbl. pdf.

[89] SmPC. Bezafibrate200mg tablets. 2017. https://www. medicines. org. uk/emc/medicine/21394.

[90] Probucol. https://www. drugbank. ca/drugs/DB01599.

[91] FDA. Zetia prescribing information. 2012. https://www. accessdata. fda. gov/drugsatfda_docs/label/2012/021445s033lbl. pdf.

[92] Estazolam. https://www. drugbank. ca/drugs/DB01215.

[93] EMA. Zyprexa summary of product characteristics. 2006. http://www. ema. europa. eu/docs/en_GB/document_library/EPAR_-_Product_

Information/human/000115/WC500055207. pdf.

[94] FDA. Ativan prescribing information. 2016. https://www. accessdata. fda. gov/drugsatfda_docs/label/2016/017794s044lbl. pdf.

[95] FDA. Lunesta prescribing information. 2014. https://www. accessdata. fda. gov/drugsatfda_docs/label/2014/021476s030lbl. pdf.

[96] FDA. Klonopin prescribing information. 2017. https://www. accessdata. fda. gov/drugsatfda_docs/label/2017/017533s059lbl. pdf.

[97] EMA. Buccolam summary of product characteristics. 2011. http://www. ema. europa. eu/docs/en_GB/document_library/EPAR_-_Product_Information/human/002267/WC500112310. pdf.

[98] FDA. Paxil prescribing information. 2014. http://www. accessdata. fda. gov/drugsatfda_docs/label/2014/020031s071,020710s035lbl. pdf.

[99] FDA. Seroquel prescribing information. 2017. https://www. accessdata. fda. gov/drugsatfda_docs/label/2017/020639s065lbl. pdf.

[100] FDA. Valium prescribing information. 2013. http://www. accessdata. fda. gov/drugsatfda_docs/label/2013/013263s092lbl. pdf.

[101] FDA. Remeron prescribing information. 2016. https://www. accessdata. fda. gov/drugsatfda_docs/label/2016/020415s030lbl. pdf.

[102] FDA. Celexa prescribing information. 2014. http://www. accessdata. fda. gov/drugsatfda_docs/label/2014/020822Orig1s046lbl. pdf.

[103] FDA. Lexapro prescribing information. 2014. http://www. accessdata. fda. gov/drugsatfda_docs/label/2014/021323s044,021365s032lbl. pdf.

[104] FDA. Serax prescribing information. 2001. https://www. accessdata. fda. gov/drugsatfda_docs/label/2001/15539s52lbl. pdf.

[105] FDA. Ambien prescribing information. 2014. http://www. accessdata. fda. gov/drugsatfda_docs/label/2014/019908s035,021774s016lbl. pdf.

[106] FDA. Xanax prescribing information. 2011. http://www. accessdata. fda. gov/drugsatfda_docs/label/2011/018276s045lbl. pdf.

[107] FDA. Cymbalta prescribing information. 2017. https://www. accessdata. fda. gov/drugsatfda_docs/label/2017/021427s050lbl. pdf.

[108] FDA. Risperdal prescribing information. 2017. https://www. accessdata. fda. gov/drugsatfda_docs/label/2017/020272s078,020588s066,021444s052lbl. pdf.

[109] FDA. Lunesta prescribing information. 2014. https://www. accessdata. fda. gov/drugsatfda_docs/label/2014/021476s030lbl. pdf.

[110] FDA. Sonata prescribing information. 2013. https://s3-us-west-2. amazonaws. com/drugbank/fda_labels/DB00962. pdf?1265922794.

[111] FDA. Prozac prescribing information. 2014. http://www. accessdata. fda. gov/drugsatfda_docs/label/2014/018936s105,021235s024lbl. pdf.

[112] FDA. ZOLOFT prescribing information. 2017. https://www. accessdata. fda. gov/drugsatfda_docs/label/2017/019839s091lbl. pdf.

[113] FDA. CellCept prescribing information. 2015. https://www. accessdata. fda. gov/drugsatfda_docs/label/2017/050722s037,050723s037,050758s034,050759s042lbl. pdf.

[114] FDA. Astagraf XL prescribing information. 2015. https://www. accessdata. fda. gov/drugsatfda_docs/label/2015/204096s003s004lbl. pdf.

[115] FDA. Neoral prescribing information. 2015. https://www. accessdata. fda. gov/drugsatfda_docs/label/2015/050715s035,050716s038lbl. pdf.

[116] FDA. Arava prescribing information. 2016. https://www. accessdata. fda. gov/drugsatfda_docs/label/2016/020905s031lbl. pdf.

[117] FDA. Thalomid prescribing information. 2017. https://www. accessdata. fda. gov/drugsatfda_docs/label/2017/020785s065lbl. pdf.

[118] FDA. Rapamune prescribing information. 2018. https://www. accessdata. fda. gov/drugsatfda_docs/label/2018/021083s062,021110s081lbl. pdf.

[119] FDA. Methotrexate prescribing information. 2016. https://www. accessdata. fda. gov/drugsatfda_docs/label/2016/008085s066lbl. pdf.

[120] FDA. Imuran prescribing information. 2014. https://www. accessdata. fda. gov/drugsatfda_docs/label/2014/016324s037,017391s016lbl. pdf.

[121] FDA. Baraclude prescribing information. 2014. https://www. accessdata. fda. gov/drugsatfda_docs/label/2014/021797s018,021798s019lbl. pdf.

[122] FDA. Adefovir Dipivoxil prescribing information. 2013. https://www. accessdata. fda. gov/drugsatfda_docs/label/2013/202051Orig1s000lbl. pdf.

[123] FDA. Epivir prescribing information. 2017. https://www. accessdata. fda. gov/drugsatfda_docs/label/2017/020564s37_020596s036lbl. pdf.

[124] FDA. Tyzeka prescribing information. 2013. https://www. accessdata. fda. gov/drugsatfda_docs/label/2013/022011s013lbl. pdf.

[125] FDA. VIREAD prescribing information. 2017. https://www. accessdata. fda. gov/drugsatfda_docs/label/2017/021356s055,022577s011lbl. pdf.

[126] FDA. Xylocaine prescribing information. 2017. https://www. accessdata. fda. gov/drugsatfda_docs/label/2017/006488s095_s090lbl. pdf.

[127] FDA. Cordarone prescribing information. 2017. https://www. accessdata. fda. gov/drugsatfda_docs/label/2017/018972s053lbl. pdf.

[128] FDA. Rythmol prescribing information. 2013. https://www. accessdata. fda. gov/drugsatfda_docs/label/2013/019151s012lbl. pdf.

[129] FDA. Cardioquin prescribing information. https://www. accessdata. fda. gov/drugsatfda_docs/nda/99/11-642S012_Cardioquin_prntlbl. pdf.

[130] Smpc. Flecainide Acetate 100 mg tablets. https://www. medicines. org. uk/emc/product/3086/smpc#INTERACTIONS.

[131] Smpc. Digoxin 250 micrograms/ml Solution for Injection. https://www.

medicines. org. uk/emc/product/5290/smpc#CONTRAINDICATIONS.

[132] Smpc. Disopyramide Phosphate 100 mg Capsules. https://www. medicines. org. uk/emc/product/2601/smpc.

[133] Smpc. Sterile Concentrate for Cardioplegia Infusion. https://www. medicines. org. uk/emc/product/3694#CONTRAINDICATIONS.

[134] FDA. MULTAQ prescribing information. 2014. https://www. accessdata. fda. gov/drugsatfda_docs/label/2014/022425s025lbl. pdf.

[135] FDA. COMBIVIR prescribing information. 2017. https://www. accessdata. fda. gov/drugsatfda_docs/label/2017/020857s032lbl. pdf.

[136] FDA. ABACAVIR and LAMIVUDINE prescribing information. 2016. https://www. accessdata. fda. gov/drugsatfda_docs/label/2016/079246s000lbl. pdf.

[137] FDA. TRUVADA prescribing information. 2017. https://www. accessdata. fda. gov/drugsatfda_docs/label/2017/021752s053lbl. pdf.

[138] Smpc. Nevirapine 200 mg tablets. https://www. medicines. org. uk/emc/product/7063/smpc#INTERACTIONS.

[139] Smpc. Atripla 600 mg/200 mg/245 mg film-coated tablets. https://www. medicines. org. uk/emc/product/6173/smpc.

[140] FDA. INTELENCE prescribing information. 2014. https://www. accessdata. fda. gov/drugsatfda_docs/label/2014/022187s016lbl. pdf.

[141] FDA. EDURANT prescribing information. 2018. https://www. accessdata. fda. gov/drugsatfda_docs/label/2018/202022s011lbl. pdf.

[142] FDA. KALETRA prescribing information. 2017. https://www. accessdata. fda. gov/drugsatfda_docs/label/2017/021226s045lbl. pdf.

[143] FDA. APTIVUS prescribing information. 2016. https://www. accessdata. fda. gov/drugsatfda_docs/label/2016/021814s016,022292s009lbl. pdf.

[144] FDA. REYATAZ prescribing information. 2017. https://www.

accessdata. fda. gov/drugsatfda_docs/label/2017/021567s041,206352s006lbl. pdf.

[145] FDA. PREZCOBIX prescribing information. 2018. https://www. accessdata. fda. gov/drugsatfda_docs/label/2018/205395S6S7lbl. pdf.

[146] FDA. DUTREBIS prescribing information. 2015. https://www. accessdata. fda. gov/drugsatfda_docs/label/2015/206510lbl. pdf.

[147] FDA. NOROXIN prescribing information. 2016. https://www. accessdata. fda. gov/drugsatfda_docs/label/2016/019384s067lbl. pdf.

[148] FDA. CIPRO prescribing information. 2017. https://www. accessdata. fda. gov/drugsatfda_docs/label/2017/019537s087,020780s044lbl. pdf.

[149] 帕珠沙星 . https://www. drugbank. ca/drugs/DB11774.

[150] FDA. DURICEF prescribing information. 2007. https://www. accessdata. fda. gov/drugsatfda_docs/label/2007/050512s046,050527s022,050528s020lbl. pdf.

[151] Smpc. Cefradine 250mg Capsules. https://www. medicines. org. uk/emc/product/4016/smpc#PHARMACOLOGICAL_PROPS.

[152] Smpc. Cefalexin 125mg/5ml Powder for Oral Suspension. https://www. medicines. org. uk/emc/product/552/smpc#CONTRAINDICATIONS.

[153] FDA. ANCEF prescribing information. 2004. https://www. accessdata. fda. gov/drugsatfda_docs/label/2004/50461slr139_ancef_lbl. pdf.

[154] FDA. CEFTIN prescribing information. 2017. https://www. accessdata. fda. gov/drugsatfda_docs/label/2017/050605s050,050672s036lbl. pdf.

[155] FDA. CECLOR prescribing information. 2004. https://www. accessdata. fda. gov/drugsatfda_docs/label/2004/50521slr027,50522slr027_cefaclor_lbl. pdf.

[156] FDA. CEFZIL prescribing information. 2016. https://www. accessdata. fda. gov/drugsatfda_docs/label/2016/050664s026,050665s026lbl. pdf.

[157] FDA. MEFOXIN prescribing information. 2017. https://www.

accessdata. fda. gov/drugsatfda_docs/label/2017/050517s053lbl. pdf.

[158] Cefmetazole. https://www. drugbank. ca/drugs/DB00274.

[159] Cefotiam. https://www. drugbank. ca/drugs/DB00229.

[160] Cefonicid. https://www. drugbank. ca/drugs/DB01328.

[161] Cefamandole. https://www. drugbank. ca/drugs/DB01326.

[162] FDA. OMNICEF prescribing information. 2015. https://www. accessdata. fda. gov/drugsatfda_docs/label/2015/050739s017,050749s023lbl. pdf.

[163] FDA. SUPRAX prescribing information. 2004. https://www. accessdata. fda. gov/drugsatfda_docs/label/2004/50621slr023,50622slr017_suprax_lbl. pdf.

[164] Cefoperazone. https://www. drugbank. ca/drugs/DB01329.

[165] FDA. CEFTRIAXON prescribing information. 2015. https://www. accessdata. fda. gov/drugsatfda_docs/label/2015/050796s019lbl. pdf.

[166] FDA. CEFTAZIDIME prescribing information. 2015. https://www. accessdata. fda. gov/drugsatfda_docs/label/2015/050823s004lbl. pdf.

[167] Ceftizoxime. https://www. drugbank. ca/drugs/DB01332.

[168] FDA. CLAFORAN prescribing information. 2015. https://www. accessdata. fda. gov/drugsatfda_docs/label/2015/050547s071,050596s042lbl. pdf.

[169] Latamoxef. https://www. drugbank. ca/drugs/DB04570.

[170] FDA. Vantin prescribing information. 2013. https://www. accessdata. fda. gov/drugsatfda_docs/label/2013/050674s015,050675s018lbl. pdf.

[171] Cefpiramide. https://www. drugbank. ca/drugs/DB00430.

[172] Cefmenoxime. https://www. drugbank. ca/drugs/DB00267.

[173] FDA. MAXIPIME prescribing information. 2017. https://www. accessdata. fda. gov/drugsatfda_docs/label/2017/050679s042lbl. pdf.

[174] FDA. AZACTAM prescribing information. 2013. https://www.

accessdata. fda. gov/drugsatfda_docs/label/2013/050580s042lbl. pdf.

[175] FDA. ZITHROMAX prescribing information. 2017. https://www. accessdata. fda. gov/drugsatfda_docs/label/2017/050670s032,050710s046,050711s043,050784s030lbl. pdf.

[176] FDA. BIAXIN prescribing information. 2017. https://www. accessdata. fda. gov/drugsatfda_docs/label/2017/050662s058,050698s038,050775s026lbl. pdf.

[177] Roxithromycin. http://www. bionity. com/en/encyclopedia/Roxithromycin. html#Metabolism.

[178] FDA. E. E. S prescribing information. 2017. https://www. accessdata. fda. gov/drugsatfda_docs/label/2017/050207s073lbl. pdf.

[179] FDA. BACTRIM prescribing information. 2014. https://www. accessdata. fda. gov/drugsatfda_docs/label/2014/017377s074lbl. pdf.

[180] Benzylpenicillin. https://www. drugbank. ca/drugs/DB01053.

[181] FDA. PREVPAC prescribing information. 2017. https://www. accessdata. fda. gov/drugsatfda_docs/label/2017/050757s021lbl. pdf.

[182] FDA. TOBRAMYCIN prescribing information. 2009. https://www. accessdata. fda. gov/drugsatfda_docs/label/2009/050789s005lbl. pdf.

[183] EMA. Kanamycin. Summary report. http://www. ema. europa. eu/docs/en_GB/document_library/Maximum_Residue_Limits_-_Report/2009/11/WC500014535. pdf.

[184] Streptomycin. https://www. drugbank. ca/drugs/DB01082.

[185] FDA. CLEOCIN HCl prescribing information. 2017. https://www. accessdata. fda. gov/drugsatfda_docs/label/2017/050162s098s099lbl. pdf.

[186] FDA. Tindamax prescribing information. 2007. https://www. accessdata. fda. gov/drugsatfda_docs/label/2007/021618s003lbl. pdf.

[187] FDA. FLAGYL prescribing information. 2015. https://www.

accessdata. fda. gov/drugsatfda_docs/label/2015/012623s066lbl. pdf.

[188] EMA. Doxycyclin Summary report. http://www. ema. europa. eu/docs/en_GB/document_library/Referrals_document/Doxycycline_50_WSP_34/WC500110732. pdf.

[189] FDA. XIMINO prescribing information. 2015. https://www. accessdata. fda. gov/drugsatfda_docs/label/2015/201922s002lbl. pdf.

[190] FDA. MERREM prescribing information. 2016. https://www. accessdata. fda. gov/drugsatfda_docs/label/2016/050706s037lbl. pdf.

[191] Smpc. Cilastatin 500 mg/500 mg Powder for Solution for Infusion. https://www. medicines. org. uk/emc/product/4593/smpc#PHARMACOLOGICAL_PROPS.

[192] FDA. INVANZ prescribing information. 2001. https://www. accessdata. fda. gov/drugsatfda_docs/label/2001/21337lbl. pdf.

[193] FDA. VANCOCIN prescribing information. 2011. https://www. accessdata. fda. gov/drugsatfda_docs/label/2011/050606s028lbl. pdf.

[194] FDA. ZYVOX prescribing information. 2017. https://www. accessdata. fda. gov/drugsatfda_docs/label/2017/021130Origs034,021131Orig1s028,021132Orig1s033lbl. pdf.

[195] FDA. RIFATER prescribing information. 2018. https://www. accessdata. fda. gov/drugsatfda_docs/label/2018/050705s012lbl. pdf.

[196] FDA. MYCOBUTIN prescribing information. 2015. https://www. accessdata. fda. gov/drugsatfda_docs/label/2015/050689s022lbl. pdf.

[197] FDA. PRIFTIN prescribing information. 2015. https://www. accessdata. fda. gov/drugsatfda_docs/label/2015/021024s013lbl. pdf.

[198] FDA. XIFAXAN prescribing information. 2017. https://www. accessdata. fda. gov/drugsatfda_docs/label/2017/021361s023lbl. pdf.

[199] FDA. Myambutol prescribing information. 2013. https://www. accessdata. fda. gov/drugsatfda_docs/label/2013/016320s066lbl. pdf.

[200] FDA. AmBisome prescribing information. 2012. https://www. accessdata. fda. gov/drugsatfda_docs/label/2012/050740s021lbl. pdf.

[201] FDA. ERAXIS prescribing information. 2018. https://www. accessdata. fda. gov/drugsatfda_docs/label/2018/021632s026lbl. pdf.

[202] FDA. CANCIDAS prescribing information. 2018. https://www. accessdata. fda. gov/drugsatfda_docs/label/2018/021227s038lbl. pdf.

[203] FDA. DIFLUCAN prescribing information. 2018. https://www. accessdata. fda. gov/drugsatfda_docs/label/2018/019949s064,020090s046lbl. pdf.

[204] FDA. ANCOBON prescribing information. 2017. https://www. accessdata. fda. gov/drugsatfda_docs/label/2017/017001s032lbl. pdf.

[205] Griseofulvin. https://www. drugbank. ca/drugs/DB00400.

[206] FDA. TRADENAME prescribing information. 2010. https://www. accessdata. fda. gov/drugsatfda_docs/label/2010/022484S000lbl. pdf.

[207] FDA. EXTINA prescribing information 2007. https://www. accessdata. fda. gov/drugsatfda_docs/label/2007/021738lbl. pdf.

[208] FDA. NOXAFIL prescribing information 2018. https://www. accessdata. fda. gov/drugsatfda_docs/label/2018/022003s022,205053s006,205596s005lbl. pdf.

[209] Smpc. Terbinafine 250 mg tablets. https://www. medicines. org. uk/emc/product/7133/smpc.

[210] FDA VFEND prescribing information 2017. https://www. accessdata. fda. gov/drugsatfda_docs/label/2017/021266s043,021267s054,021630s032lbl. pdf.

DAAs 方案潜在药物相互作用

1. 药物相互作用概念和分类

药物相互作用是指能使合并用药发生药效学或药动学改变的所有因素（如疾病、药物、食物和饮料等）与药物之间的交互作用，以及药物导致其他因素（如检验、化验结果等）发生变化的交互作用。因此，根据药物相互作用的来源，可将其分为药物-药物相互作用、药物-疾病相互作用、药物-食物相互作用和西药-中药相互作用等。由于中国传统医学博大精深，中药的具体成分和 DAA 相互作用的药物试验资料欠缺，本书难以对 DAA- 中药相互作用给予详细介绍。

2.DAAs 潜在的药物 – 药物相互作用

药物经口服后在体内需经过吸收、分布、代谢和排泄四个过程。多种药物同时服用时，若两者具有相同或相似的代谢途径，势必会相互影响，而这些相互作用主要受两方面因素的影响：①药物代谢酶：Ⅰ相代谢酶 CYP、Ⅱ相代谢酶、谷胱甘肽 S- 转移酶（GST）和甲基转移酶；②药物转运蛋白：OATP、P-gp、OCT 和 BCRP 等。

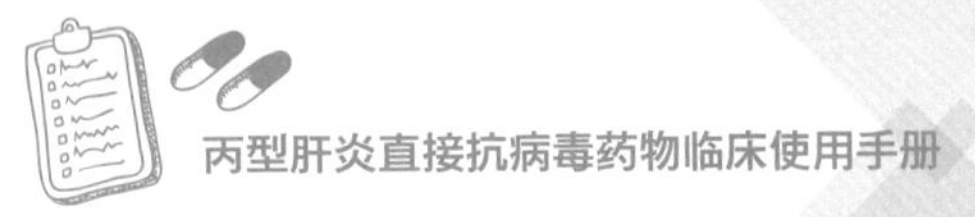

除奥比他韦、哌仑他韦、索磷布韦和雷迪帕韦外，多数DAAs通过CYP450酶代谢，若与CYP450酶抑制剂或诱导剂合用则可能产生药物相互作用。部分药物也是CYP450酶的抑制剂，如利托那韦，与其他药物合用时，可能会增加以CYP450酶为底物的药物的最高药物浓度，从而加大不良反应发生的可能性。同理，不同转运体的抑制剂可加大相应转运体底物的DAAs的药物浓度，作为转运体抑制剂的DAAs也可提高相应转运体底物的药物的浓度。图2（见第81页）为各种DAAs方案和合并疾病所使用的药物的相互作用示意图，其中绿色代表无潜在相互作用，橙色代表潜在相互作用，而红色代表存在相互作用，灰色代表不详。

3.DAAs潜在的药物–疾病相互作用

疾病影响人体器官的正常生理功能，器官发生的病理性改变将影响药物的吸收、分布、代谢和排泄过程，有时会出现显著的药效学改变，导致药物治疗无效或者加重药物不良反应。人体内消化吸收主要发生在小肠中，故肠道疾病易导致药物吸收不良。而肝脏疾病主要影响药物的代谢；胆道疾病和肾脏疾病分别主要影响经胆汁排泄和肾脏排泄从而影响药物的排泄（表14）。

表 14　直接抗病毒药物 – 疾病相互作用

DAAs	Child-Pugh 分级			eGFR ml（min · $1.73m^2$）	
	A 级	B 级	C 级	eGFR ＜ 30	eGFR ≥ 30
ASV+DCV	可以使用	禁用	禁用	可以使用	可以使用
EBR/GZR	可以使用	禁用	禁用	可以使用	可以使用
OBV/PTV/r+DSV	可以使用	禁用	禁用	可以使用	可以使用
SOF+RBV	可以使用	可以使用	可以使用	仅在无其他方案时慎用	可以使用
SOF+DCV	可以使用	可以使用	可以使用	仅在无其他方案时慎用	可以使用
SOF/LDV	可以使用	可以使用	可以使用	仅在无其他方案时慎用	可以使用
SOF/VEL	可以使用	可以使用	可以使用	无数据	可以使用
SOF/VEL/VOX	可以使用	不推荐使用	不推荐使用	无数据	可以使用
G/P	可以使用	不推荐使用	禁用	可以使用	可以使用

注：ASV 为阿舒瑞韦；DCV 为达拉他韦；EBR 为艾尔巴韦；GZR 为格拉瑞韦；OBV/PTV/r 为奥比帕利；DSV 为达塞布韦；G/P 为格卡瑞韦 / 哌仑他韦；SOF 为索磷布韦；RBV 为利巴韦林；LDV 为雷迪帕韦；VEL 为维帕他韦；VOX 为伏西瑞韦；GT 为基因型；eGFR 为估算的肾小球滤过滤。

（1）肝脏疾病

肝脏疾病主要影响药物的Ⅰ相代谢（CYP 同工酶）过程，也能引起Ⅱ相代谢中葡萄糖醛酸结合障碍，如 Gilbert 综合征。急性肝脏疾病发生时 CYP 活性基本不发生改变，慢性肝病和肝硬化时 CYP 活性显著降低。比如酒精性肝炎和肝硬化时 CYP 含量仅为正常肝脏的 36% 和 47%。根据研究报道[1]，肝硬化患者的 CYP1A、CYP2C19 和 CYP3A 容易受到影响，而 CYP2D6、CYP2C9 和 CYP2E1 受影响较轻。严重的肝脏疾病也影响蛋白的合成，造成低蛋白血症，影响药物和血浆蛋白结合，导致游离药物浓度升高，容易增加药物毒性反应。此外，肝硬化患者门静脉受阻，形成侧支循环，导致肝内血流量减少从而药物在肝脏的清除率下降，且首过效应减弱，药物生物利用度将会提高。

各种 DAAs 方案在 Child-Pugh A 级（轻度肝损伤）患者中均可使用；但阿舒瑞韦 / 达拉他韦，奥比帕利联合达塞布韦和艾尔巴韦 / 格拉瑞韦三种方案不可用于 Child- Pugh B 级（中度肝损伤）患者中， 格卡瑞韦 / 哌仑他韦和索磷布韦 / 维帕他韦 / 伏西瑞韦两种方案不推荐使用，而基于索磷布韦的其他方案可安全使用；在 Child-Pugh C 级（重度肝损伤）患者中，禁用阿舒瑞韦 / 达拉他韦、艾尔巴韦 / 格拉瑞韦、奥比帕利 + 达塞布韦和格卡瑞韦 / 哌仑他韦方案，不推荐使用索磷布韦 / 维帕他韦 / 伏西瑞韦，而基于索磷布韦的其他方案可安全使用（表 14）。

（2）肾脏疾病

慢性肾功能不全或肾衰竭主要影响药物的排泄过程。肾脏功能异常将影响肾小球滤过率、肾小管分泌和肾小管的重吸收，从而改变药物经肾脏的代谢和排泄。严重肾病将导致低蛋白血症，同时内源性的物质如游离脂肪酸、肽类和氨基酸增多，占据了药物和血浆蛋白的结合位点，造成游离药物增多。经肾脏排泄比例高的药物，在肾功能不全时消除速率明显降低，表现为消除半衰期延长，药理活性可能增强。另外，行血液透析的患者对药物代谢的影响更大，透析对药物清除的影响与药物分子量、蛋白结合率和脂溶性大小相关。

各种 DAAs 方案均可用于轻、中度肾损伤患者，不会因药物排泄异常而造成药物蓄积的后果。但是，对于 eGFR ＜ 30ml（min · 1.73m^2）和需要透析的肾功能衰竭的慢性丙型肝炎患者，建议使用阿舒瑞韦 + 达拉他韦、艾尔巴韦 / 格拉瑞韦、奥比帕利 + 达塞布韦或 G/P 方案。索磷布韦在 eGFR ＜ 30ml（min · 1.73m^2）或 ESRD 患者中，仅限于无其他方案药物的情况下谨慎使用（表 14）。

（3）胆道疾病

肝细胞分泌的胆汁在胆囊进行存储和浓缩，如果胆囊被切除，胆汁将持续不断经胆管排入肠道中，而当进食脂肪类食物时，需大量胆汁帮助消化，机体却没有高浓缩的胆汁帮助消化，因此影响脂溶性药物，如硝苯地平的消化和吸收。再者，胆汁持续进入肠道而缺乏食物和胃酸的中和，容易淤积于十二指肠内，甚至逆流入胃，使得胃内 pH 升高，影响药物的吸收，如雷迪帕韦。此外，浓缩的胆汁对胆固醇溶解度较高，而切除胆囊后胆管内胆汁酸浓度降低，对胆固醇溶解能力降低，容易造成胆固醇的沉积形成胆总管结石。这对于大量经胆汁排泄的药物，如他汀类药物和瑞格列奈，清除过程减慢，此外，胆囊炎和胆总管结石都会造成胆汁排泄不畅，影响药物的消除过程，导致药物蓄积。

（4）短肠综合征

短肠综合征是由于广泛小肠切除（包括部分结肠切除）术后，小肠吸收面积减少导致残留的功能性肠管不能维持患者营养需要从而引起的营养吸收障碍等临床综合征，这可能对药物吸收具有影响。

（5）其他疾病

某些内分泌疾病，如糖尿病、甲状腺功能亢进、甲状腺功能减退也影响药物的代谢过程。甲状腺功能亢进时胃排空速度加快，对于在小肠吸收的药物，吸收加快；但对于在胃内吸收的药物，肠蠕动加快将导致药物吸收减少。甲状腺功能亢进时血浆蛋白减少，导致药物血浆蛋白结合率降低，游离性药物增多。甲状腺功能亢进时肝药酶活性增强，药物代谢速度加快，半衰期缩短，而甲减患者反之。

遗憾的是，DAA 药物除了在肝功能异常和肾功能异常患者中有药物试验外，在其他几个常见引起药物 - 疾病相互作用的疾病中并无数据。

4.DAAs 潜在的药物 – 食物相互作用

葡萄柚，又名西柚，其果汁中含有黄酮类、呋喃香豆素类等化学成分。黄酮类化合物柚皮苷能竞争性抑制 CYP3A4 的活性，其抑制强度较弱（IC_{50} 为 1300μmol/L），但其在葡萄柚汁中含量较高，所以对 CYP3A4 有一定的抑制作用。呋喃香豆素类化合物香柠檬素等对 CYP3A4 有显著的抑制作用。此外，葡萄柚汁中还有多种二聚化合物，其中许多为 CYP3A4 强效抑制剂。葡萄柚汁主要是通过选择性抑制小肠 CYP3A 发挥作用。根据文献报道[2]，饮用葡萄柚汁 5 天可使小肠上端细胞 CYP3A4 和 CPY3A5 的蛋白含量平均下降 62%，从而使非洛地平的 AUC 和最高药物浓度分别增加 3 倍和 5 倍，但肝脏 CYP3A4 和结肠 CYP3A5、CYP2D6 及 CYP1A1 的蛋白含量无变化。由于葡萄柚汁中各种成分的半衰期较长，其抑制作用持续时间较久，需要服用经 CYP3A4 酶代谢的 DAAs，如达拉他韦、艾尔巴韦、格拉瑞韦和奥比帕利等药物，在服用药物的前几天就需停用葡萄柚汁，而停用半衰期长的敏感药物后也不应马上饮用葡萄柚汁，以免与残存药物发生药物相互作用。

酸橘中含有香柠檬素和 6' 7'- 双氢香柠檬素，有可能和通过 CYP3A4 代谢的药物产生相互作用。柚子可能抑制 CYP3A4。甜橙和柑橘并不抑制 CYP3A4，而柠檬汁是否抑制 CYP3A4 作用不详。

棕榈果在体外是潜在的 CYP3A4 抑制剂，与葡萄柚汁作用类似，需要使用达拉他韦、艾尔巴韦、格拉瑞韦和奥比帕利等经过 CYP3A4 代谢的 DAA 药物时需避免服用棕榈果。

香菜，是 CYP3A4 和 P-gp 的弱效抑制剂，同时也是 CYP2C8 的抑制剂。前两者对 DAA 的药物代谢和作用不会产生很大影响，但后者可能会增大达塞布韦的药物浓度，故应避免合用奥比帕利联合达塞布韦这一方案，或者在服用此方案时避免使用香菜。

连翘，是 CYP3A4 和 P-gp 的诱导剂，在与各类 DAA 药物合用时均会加快药物代谢和排泄，导致药物浓度下降，故在使用 DAA 时不应同时服用连翘。

芦荟，是 CYP 酶类的弱效抑制剂，不会影响 UGTs，也不会干扰转运体 P-gp、BRCP 和 OATP 的功能；类似的，水飞蓟对 CYP3A、P-gp、UGT 和 OATP 的底物具有较弱的影响，故与 DAA 同时使用时，引起药物 - 食物相互作用的可能性较小。

参考文献

[1] Villeneuve JP, Pichette V. Cytochrome P450 and liver diseases. Curr Drug Metab, 2004, 5 (3) : 272-282.

[2] Bailey DG, Dresser GK, Kreeft JH, et al.Grapefruit-felodipine interaction: effect of unprocessed fruit and probable active ingredients. Clin Pharmacol Ther, 2000, 68 (5) : 468-477.

DAAs 方案应用推荐

1.DAAs 方案适用范围

表 15 列举了目前市场上主流的各种 DAAs 方案，其均可用于治疗基因 1 型，其中以下 5 种药物组合具有全基因型效能：索磷布韦 / 维帕他韦，索磷布韦 + 利巴韦林，索磷布韦 + 达拉他韦，索磷布韦 / 维帕他韦 / 伏西瑞韦，格卡瑞韦 / 哌仑他韦。索磷布韦 + 利巴韦林和索磷布韦 / 雷迪帕韦可用于 12 ~ 18 岁的青少年患者，而其他药物均只能用于成人慢性丙肝患者。奥比帕利、索磷布韦 / 维帕他韦 / 伏西瑞韦和格卡瑞韦 / 哌仑他韦需要随餐服用。

表 15　DAAs 药物适用范围

DAAs	抗 HCV 效能	适用年龄	服用要求
ASV+DCV	GT 1b	≥ 18 岁	餐前 / 餐后
EBR/GZR	GT 1、4	≥ 18 岁	随餐或不随餐
OBV/PTV/r+DSV	GT 1、4	≥ 18 岁	随餐
G/P	GT 1 ～ 6	≥ 18 岁	随餐
SOF+RBV	GT 1 ～ 6	≥ 12 岁	随餐或不随餐
SOF+DCV	GT 1 ～ 6	≥ 18 岁	餐前 / 餐后
SOF/LDV	GT 1、4、5、6	≥ 12 岁	随餐或不随餐
SOF/VEL	GT 1 ～ 6	≥ 18 岁	随餐或不随餐
SOF/VEL/VOX	GT 1 ～ 6	≥ 18 岁	随餐
DNV	GT1	≥ 18 岁	随餐或不随餐

注: ASV 为阿舒瑞韦; DCV 为达拉他韦; EBR 为艾尔巴韦; GZR 为格拉瑞韦; OBV/PTV/r 为奥比帕利；DSV 为达塞布韦；G/P 为格卡瑞韦 / 哌仑他韦； SOF 为索磷布韦；RBV 为利巴韦林；LDV 为雷迪帕韦；VEL 为维帕他韦；VOX 为伏西瑞韦；DNV 为达诺瑞韦；GT 为基因型。

2. 慢性丙型肝炎患者合并糖尿病时 DAAs 推荐

糖尿病用药中，吡格列酮和那格列奈经过 CYP3A4 代谢，格列齐特经过 CYP2C19 代谢，合用 DAAs 时应避开其酶抑制剂奥比帕利。瑞格列奈为多种酶底物且通过 OATP1B1 转运，选药时需谨慎。用药推荐见图 3（见第 82 页）。

3. 慢性丙型肝炎患者合并高血压时 DAAs 推荐

降压药中大部分钙离子阻滞剂为 CYP3A4 底物，应避免与奥比帕利合用，硝苯地平、非洛地平还是 P-gp 的底物，故还需避免合用达拉他韦和索磷布韦 / 维帕他韦 / 伏西瑞韦。β 受体阻滞剂中比索洛尔为 CYP3A4 底物，而美托洛尔和普萘洛尔为 CYP2D6 底物，故应分别避开奥比帕利和阿舒瑞韦。缬沙坦、厄贝沙坦和替米沙坦为 OATP1B1 底物，坎地沙坦为其抑制剂，用药需注意避开相应 DAAs。利尿剂中吲达帕胺为多种肝药酶底物，用药需谨慎。用药推荐见图 4（见第 82 页）。

4. 慢性丙型肝炎患者合并冠心病时 DAAs 推荐

冠心病用药中，血小板聚集抑制剂中阿司匹林和替罗非班与 DAAs 无潜在的 DDI，而氯吡格雷和西洛他唑同时经过 CYP3A4 和 CYP2C19 代谢，合用 DAAs 时应避免选择这两个酶的抑制剂 / 诱导剂。众多他汀类药物为多种肝药酶和转运体的底物，建议选择索磷布韦。除此之外，药物实验结果表明普伐他汀与索磷布韦 / 维帕他韦合用不需要调量，匹伐他汀和普伐他汀可合用艾尔巴韦 / 格拉瑞韦。钙离子阻滞剂和 β 受体阻滞剂的用药推荐同高血压。用药推荐见图 5（见第 83 页）。

5. 慢性丙型肝炎患者合并高脂血症时 DAAs 推荐

降脂药物中洛伐他汀同其他他汀类一样是 CYP3A4 底物，同时也是 OATP1B1 和 BCRP 的底物，故建议选用索磷布韦，需与其他 DAAs 合用时，建议换成其他降脂药物。贝特类药物中苯扎贝特和非诺贝特与 DAAs 无潜在的 DDI。依折麦布为转运体 OATP1B1 的底物，故避免与其抑制剂（格卡瑞韦 / 哌仑他韦和索磷布韦 / 维帕他韦 / 伏西瑞韦）合用。用药推荐见图 5（见第 83 页）。

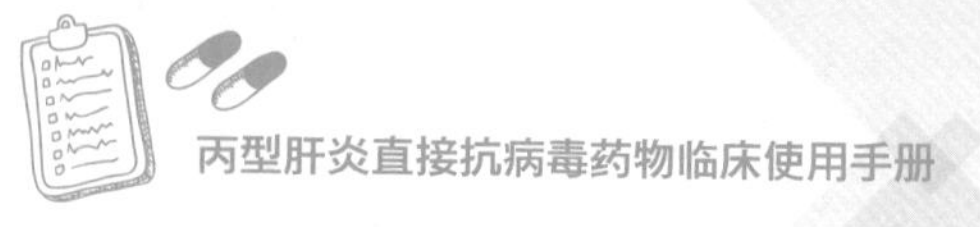

6. 慢性丙型肝炎患者合并胃、十二指肠炎/溃疡时 DAAs 推荐

胃、十二指肠炎/溃疡治疗中众多抗酸剂的使用会直接提高胃内 pH，影响雷迪帕韦吸收，以及降低维帕他韦溶解度，从而降低两者药物疗效，故不建议合用。质子泵抑制剂几乎全部经过 CYP3A4 和 CYP2C19 代谢，药物实验证明，可能与格卡瑞韦/哌仑他韦、雷迪帕韦、奥比帕利、维帕他韦和伏西瑞韦存在发生 DDI 的可能性。与质子泵抑制剂类似，H_2 受体抑制剂可能与格卡瑞韦/哌仑他韦、雷迪帕韦、奥比帕利、维帕他韦和伏西瑞韦有作用，但西咪替丁为 CYP3A4 的抑制剂，故还可能与阿舒瑞韦和达拉他韦有作用。根据各个 DAAs 的说明书，若必须合用，不能超过 40mg/d。胃肠动力药物多潘立酮和莫沙必利的治疗窗窄，与 CYP3A4 抑制剂使用容易延长 QT 间期，引发心律失常。洛哌丁胺为多种肝药酶和 P-gp 底物，合用 DAAs 时建议选用索磷布韦或者索磷布韦/维帕他韦。而抗幽门螺杆菌的抗生素药物中替硝唑为 CYP3A4 底物，克拉霉素为 CYP3A4 的抑制剂，故应避免使用相应的抑制剂/诱导剂和底物。用药推荐见图 6（见第 83 页）。

7. 慢性丙型肝炎患者合并精神类疾病时 DAAs 推荐

精神类疾病药品中，艾司唑仑、佐匹克隆、喹硫平、唑吡坦、阿普唑仑、右佐匹克隆、地西泮、咪达唑仑和扎来普隆均是 CYP3A4 的底物，合用 DAAs 时应避免 CYP3A4 抑制剂奥比帕利，其中咪达唑仑治疗窗窄，同时应避免选择与艾尔巴韦/格拉瑞韦、

格卡瑞韦 / 哌仑他韦和达拉他韦合用。奥氮平、劳拉西泮、奥沙西泮和氟哌噻吨均是 UGT 底物，与 UGT 抑制剂奥比帕利合用时可能发生 DDI。利培酮和米氮平同时经过 CYP2D6、CYP3A4 酶代谢，故应避免与其酶抑制剂合用。用药推荐见图 7（见第 84 页）。

8. 慢性丙型肝炎患者合用免疫抑制剂时 DAAs 推荐

在免疫抑制剂中，西罗莫司是 CYP3A4 和 P-gp 的底物，故应该避免与艾尔巴韦 / 格拉瑞韦、格卡瑞韦 / 哌仑他韦、奥比帕利和索磷布韦 / 维帕他韦 / 伏西瑞韦合用。他克莫司是 CYP3A4 的底物，且治疗窗窄，与奥比帕利、格卡瑞韦 / 哌仑他韦合用时可能会提高他克莫司的最高药物浓度，故应避免合用或者在合用时注意监测他克莫司浓度，药物实验表明与索磷布韦 / 维帕他韦 / 伏西瑞韦也会增加其浓度。虽说环孢素同时是 CYP3A4 和 P-gp 的底物和抑制剂，但药物实验证明与索磷布韦、达拉他韦、雷迪帕韦或维帕他韦合用可能会增加其药物浓度，但不至于发生 DDI。来氟米特是多种酶和转运体的底物或抑制剂，选择 DAAs 时需谨慎。用药推荐见图 8（见第 84 页）。

9. 慢性乙型肝炎 – 丙型肝炎 DAAs 药物推荐

慢性乙型肝炎 – 丙型肝炎患者可能使用的抗病毒药物为拉米夫定、替比夫定、阿德福韦酯、恩替卡韦和替诺福韦酯，前 4 种药物与 DAAs 无 DDI，但目前替诺福韦酯为慢性乙型肝炎常用抗病毒药物，药物实验结果表明，索磷布韦 / 雷迪帕维、索磷布韦 / 维帕他韦和索磷布韦 / 维帕他韦 / 伏西瑞韦酯均能提高替诺福韦的最高药物浓度，可能存在 DDI。因此，在选择联用时需紧密关注替诺福韦酯的不良反应，如血磷降低、骨质疏松等。用药推荐见图 9（见第 84 页）。

10. 慢性丙型肝炎患者合用抗心律失常药物时 DAAs 推荐

抗心律失常药物中，Ⅱ类抗心律失常药物 β 受体阻滞剂同高血压。尤其值得注意的是，胺碘酮和决奈达隆为多种肝药酶和 P-gp 的代谢底物并且是多种肝药酶的抑制剂，在合用 DAAs 时建议换成其他抗心律失常药物。普罗帕酮和利多卡因都经过 CYP3A4 代谢，合用 DAAs 时应避免使用奥比帕利。用药推荐见图 10（见第 85 页）。

11. 慢性丙型肝炎患者合用艾滋病抗病毒药物时 DAAs 推荐

艾滋病患者是 HCV 感染的高危人群。而抗 HIV 病毒的药物中，拉米夫定、恩曲他滨和拉替拉韦不经过任何肝药酶代谢和转运体转运，可合用任意一种 DAA。奈韦拉平、依非韦伦、利匹韦林、洛匹那韦、替拉那韦和阿扎那韦等均主要经过 CYP3A4 代谢，故应避免使用具有 CYP3A4 抑制作用的 DAA，如奥比帕利。除替拉那韦、达茹那韦和阿扎那韦是 CYP3A4 的抑制剂外，其他几种药物均是 CYP3A4 诱导剂，故这些药物应避免合并使用经过 CYP3A4 代谢的底物，如阿舒瑞韦、达拉他韦、艾尔巴韦和格拉瑞韦等。

此外，依非韦伦还是 P-gp 的诱导剂，依曲韦林是 P-gp 和 BCRP 底物，利托那韦、洛匹那韦、替拉那韦、阿扎那韦和达茹那韦均不同程度抑制 OATP 转运体，但具体抗艾滋病药物与 DAAs 的潜在药物相互作用及禁用药物见图 11（见第 85 页）。

12. 慢性丙型肝炎患者合用抗菌药物时 DAAs 推荐

喹诺酮类药物中，除莫西沙星经过 UGT 代谢，且由于其治疗窗较窄，与奥比帕利合用时可能发生 DDI 外，其他喹诺酮类药物及所有的头孢类药物、氨基糖苷类药物、部分大环内酯类药物（如阿奇霉素）、四环素类药物、碳青霉烯类药物，以及氨曲南和万古霉素均不经过肝药酶代谢和转运体转运，且非肝药酶和转运体的抑制剂或诱导剂，可以和任一 DAA 合用。但克拉霉素为 CYP3A4 的抑制剂，与阿舒瑞韦、达拉他韦等经过 CYP3A4 代谢的底物合用时可能产生 DDI。红霉素为肝药酶 CYP3A4 及转运体 P-gp 和 OATP 的底物，且其为 CYP3A4 的抑制剂，故应避免合用阿舒瑞韦 + 达拉他韦，而与奥比帕利、索磷布韦 + 达拉他韦等具有潜在 DDI。用药推荐见图 12（见第 86 页）。

抗真菌药物中两性霉素 B、氟胞嘧啶和阿尼芬净不经过肝药酶代谢和转运体转运，且非肝药酶和转运体的抑制剂或诱导剂，可与任一 DAA 合用。伊曲康唑和酮康唑为 CYP3A4 的底物及抑制剂，且两者也是 P-gp 的底物和抑制剂，故应避免与阿舒瑞韦 + 达拉他韦及奥比帕利合用，由于酮康唑治疗窗较窄，还可能与弱效 CYP3A4 抑制剂艾尔巴韦 + 格拉瑞韦和格卡瑞韦 / 哌仑他韦存在 DDI。泊沙康唑是 CYP3A4 的强效抑制剂，应禁止与阿舒瑞韦 + 达拉他韦及奥比帕利合用。

抗结核杆菌药物中乙胺丁醇和吡嗪酰胺不经过肝药酶代谢和转运体转运，且非肝药酶和转运体的抑制剂或诱导剂，可与任一

DAA 合用。但异烟肼为 CYP3A 的抑制剂，利福平为 CYP3A 和 P-gp 的诱导剂，合并使用 DAAs 时需谨慎。用药推荐见图 12（见第 86 页）。

总　结

DAAs 的 DDI 管理的适用人群主要为：已经伴有其他疾病正在服用其他疾病治疗药物的人群，或者必须尽快使用其他疾病治疗药物的人群。对于没有使用其他疾病治疗药物的人群，不存在 DDI。当然，要注意特殊食物与 DAA 之间的相互作用。

如果已经使用其他疾病治疗药物，同时，仅仅有相互作用的 DAA 可以获得，也可以根据其他疾病的情况，考虑暂停与 DAA 有相互作用的药物，避免 DDI。对于没有使用其他疾病治疗药物的人群，需要提醒患者：在使用 DAAs 抗丙型肝炎病毒期间，如果需要服用其他药物，应该咨询肝病医生、相关科室医生或临床药师，了解是否有潜在的 DDI。

绝大多数中草药、中成药，尚没有 DAA 的 DDI 研究数据。除非极其特殊情况，请在服用 DAAs 前停用，在完成 DAAs 治疗疗程后可以考虑恢复。

所有的营养品和保健品也可能与 DAA 发生药物相互作用，影响 DAA 的代谢，均应在服用 DAAs 开始前停用。

DAA 之间也可能存在相互作用，除了同一个制药企业的同一个固定复合制剂组成 DAAs 以外，其他跨企业 DAA 之间的相互作用还没有充分研究，不能随便组合。如果必须组合，请充分了解每一个 DAA 的代谢途径，获得患者的知情同意，并在用药期间监测心脏、血液、肝脏、肾脏等相关的症状、体征和实验室检查。

总之，DAAs 的出现，使慢性丙型肝炎治愈成为可能，而感染 HCV 的特殊人群是 DAA 治疗过程中的挑战。本手册较为详细介绍了DAAs和慢性丙型肝炎患者合并不同疾病用药的代谢特点，对可能存在的 DDI 进行风险预估，为广大医疗工作者提供用药参考流程。

附　录

附录 1　Child–Puph 分级评分标准

临床生化指标	1 分	2 分	3 分
肝性脑病（期）	无	1 ～ 2	3 ～ 4
腹水	无	轻度	中、重度
总胆红素（μmol/L）	＜ 34	34 ～ 51	＞ 51
白蛋白（g/L）	＞ 35	28 ～ 35	＜ 28
凝血酶原时间延长（秒）	＜ 4	4 ～ 6	＞ 6

注：A 级：5 ～ 6 分；B 级：7 ～ 9 分；C 级：≥ 10 分。

附录 2　DAAs 通用名与商品名对照

DAAs 通用名	商品名
阿舒瑞韦	速维普（Sunvepra）
达拉他韦	百立泽（Daklinza）
艾尔巴韦 / 格拉瑞韦	择必达（Zepatier）
奥比帕利	维建乐（Viekirax）
达塞布韦	易奇瑞（Exviera）
格卡瑞韦 / 哌仑他韦	Mavyret
索磷布韦	索华迪（Sovaldi）
索磷布韦 / 雷迪帕韦	Harvoni
索磷布韦 / 维帕他韦	丙通沙 （Epclusa）
索磷布韦 / 维帕他韦 / 伏西瑞韦	Vosevi
达诺瑞韦	戈诺卫

附录 3　DAAs 适用范围

DAAs	适用年龄	抗 HCV 效能	服用要求	Child-Pugh 分级			eGFR ml（min · 1.73m²）	
				A 级	B 级	C 级	eGFR < 30	eGFR ≥ 30
ASV+DCV	≥ 18 岁	GT 1b	餐前 / 餐后	可用	禁用	禁用	可用	可用
EBR/GZR	≥ 18 岁	GT 1、4	随餐或不随餐	可用	禁用	禁用	可用	可用
OBV/PTV/r+DSV	≥ 18 岁	GT 1、4	随餐	可用	禁用	禁用	可用	可用
G/P	≥ 18 岁	GT 1 ~ 6	随餐	可用	不推荐	禁用	可用	可用
SOF+RBV	≥ 12 岁	GT 1 ~ 6	随餐或不随餐	可用	可用	可用	仅在无其他方案时慎用	可用
SOF+DCV	≥ 18 岁	GT 1 ~ 6	餐前 / 餐后	可用	可用	可用	仅在无其他方案时慎用	可用
SOF/LDV	≥ 12 岁	GT 1、4、5、6	随餐或不随餐	可用	可用	可用	仅在无其他方案时慎用	可用
SOF/VEL	≥ 18 岁	GT 1 ~ 6	随餐或不随餐	可用	可用	可用		可用
SOF/VEL/VOX	≥ 18 岁	GT 1 ~ 6	随餐	可用	不推荐	不推荐		可用

注：ASV 为阿舒瑞韦；DCV 为达拉他韦；EBR 为艾尔巴韦；GZR 为格拉瑞韦；OBV/PTV/r 为奥比帕利；DSV 为达塞布韦；G/P 为格卡瑞韦 / 哌仑他韦；SOF 为索磷布韦；RBV 为利巴韦林；LDV 为雷迪帕韦；VEL 为维帕他韦；VOX 为伏西瑞韦；DNV 为达诺瑞韦；GT 为基因型。

附录4　DDAs临床常见禁用药物

DAAs	CYP3A 底物	CYP3A 诱导剂	CYP3A 抑制剂	CYP2D6 底物	OATP1B1 底物	OATP1B1 抑制剂	P-gp 诱导剂	其他
阿舒瑞韦		苯妥英钠 卡马西平 利福平 依法韦仑	氟康唑 克拉霉素 地尔硫䓬 维拉帕米 阿扎那韦	硫利达嗪		利福平 环孢霉素 吉非贝齐		
达拉他韦		苯妥英钠 卡马西平 利福平 依法韦仑						
奥比帕利	阿夫唑嗪 胺碘酮 决奈达隆 奎尼丁 咪达唑仑 阿斯咪唑	米托坦 卡马西平 苯巴比妥 利福平	洛伐他汀 辛伐他汀 阿托伐他汀 克拉霉素 伊曲康唑					
索磷布韦							利福平 利福布汀 卡马西平 莫达非尼	

续表

DAAs	CYP3A 底物	CYP3A 诱导剂	CYP3A 抑制剂	CYP2D6 底物	OATP1B1 底物	OATP1B1 抑制剂	P-gp 诱导剂	其他
达诺瑞韦					瑞舒伐他汀 环孢霉素			
艾尔巴韦 / 格拉瑞韦		卡马西平 利福平				环孢霉素		
索磷布韦 / 雷迪帕韦							利福平 利福布汀 卡马西平 苯巴比妥	胺碘酮
格卡瑞韦 / 哌仑他韦		卡马西平 利福平	洛伐他汀 辛伐他汀 阿托伐他汀					
索磷布韦 / 维帕他韦								胺碘酮
索磷布韦 / 维帕他韦 / 伏西瑞韦		利福平					利福平	胺碘酮

注：本表不是所有禁用药物完整列表。

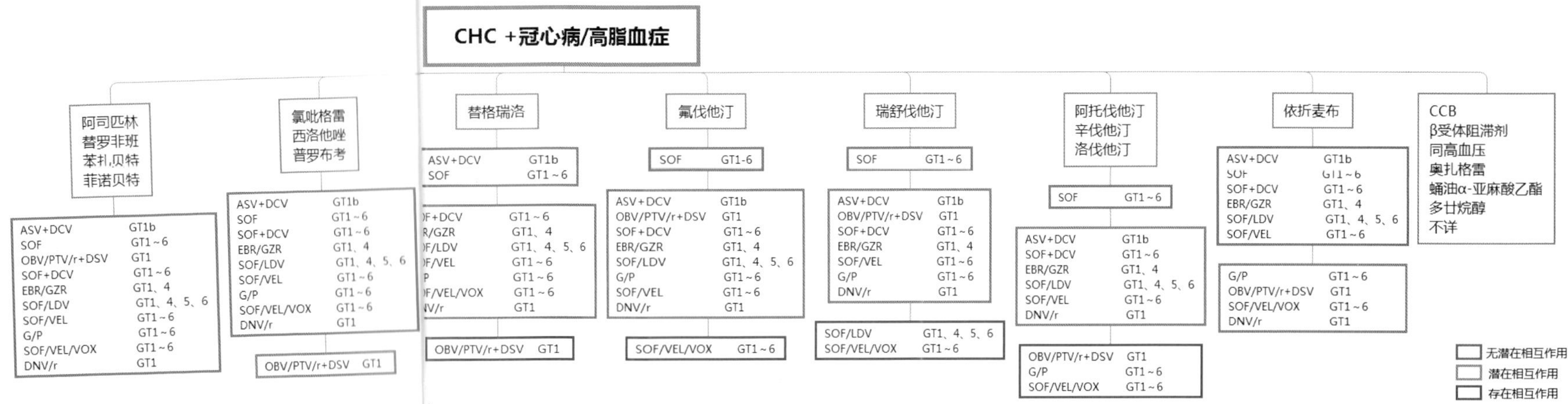

注：CHC 为慢性丙型肝炎；ASV 为阿舒瑞韦；DC PTV/r 为奥比帕利；DSV 为达塞布韦；G/P 为格卡瑞韦 / 哌仑他韦；SOF 为索磷布韦；LDV 为雷迪帕韦；VEL 为维帕他韦；VOX 为伏西瑞韦；DNV/r 为达诺瑞韦加利托那韦；GT 为基因型。

丙型肝炎感染合并冠心病 / 高脂血症时用药推荐流程

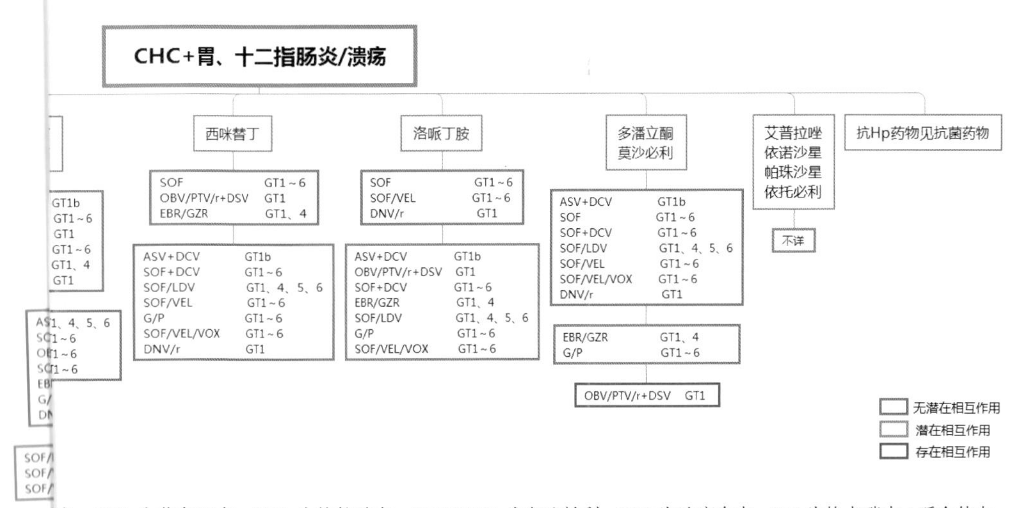

韦；EBR 为艾尔巴韦；GZR 为格拉瑞韦；OBV/PTV/r 为奥比帕利；DSV 为达塞布韦；G/P 为格卡瑞韦 / 哌仑他韦；SOF 西瑞韦；DNV 为达诺瑞韦；GT 为基因型。

型丙型肝炎感染合并胃、十二指肠肠炎 / 溃疡时用药推荐流程

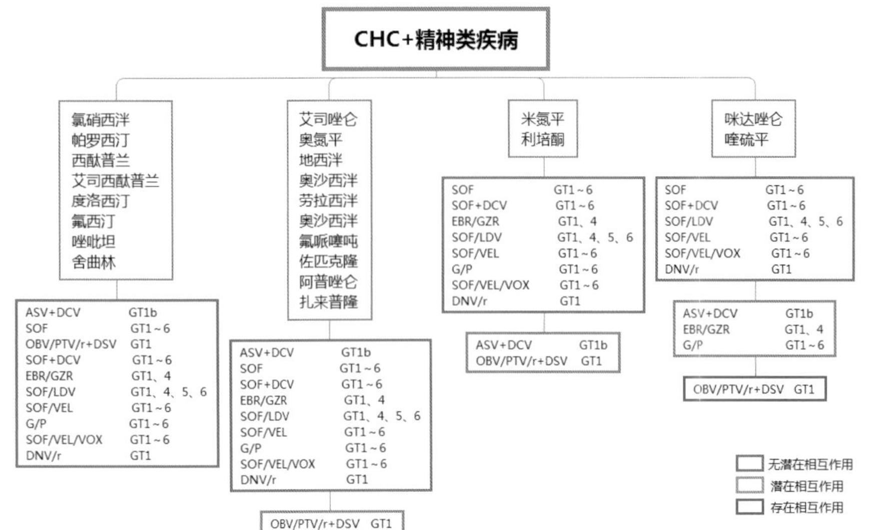

注：CHC 为慢性丙型肝炎；ASV 为阿舒瑞韦；DCV 为达拉他韦；EBR 为艾尔巴韦；GZR 为格拉瑞韦；OBV/PTV/r 为奥比帕利；DSV 为达塞布韦；G/P 为格卡瑞韦 / 哌仑他韦；SOF 为索磷布韦；LDV 为雷迪帕韦；VEL 为维帕他韦；VOX 为伏西瑞韦；DNV 为达诺瑞韦；GT 为基因型。

图 7　基因 1 ～ 6 型丙型肝炎感染合并精神疾病时用药推荐流程

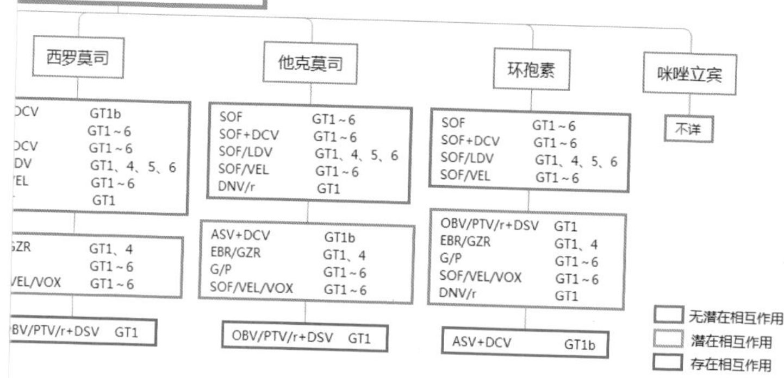

为达拉他韦；EBR 为艾尔巴韦；GZR 为格拉瑞韦；OBV/PTV/r 为奥比帕利；DSV
；LDV 为雷迪帕韦；VEL 为维帕他韦；VOX 为伏西瑞韦；DNV 为达诺瑞韦；GT

型肝炎感染合并免疫抑制使用时用药推荐流程

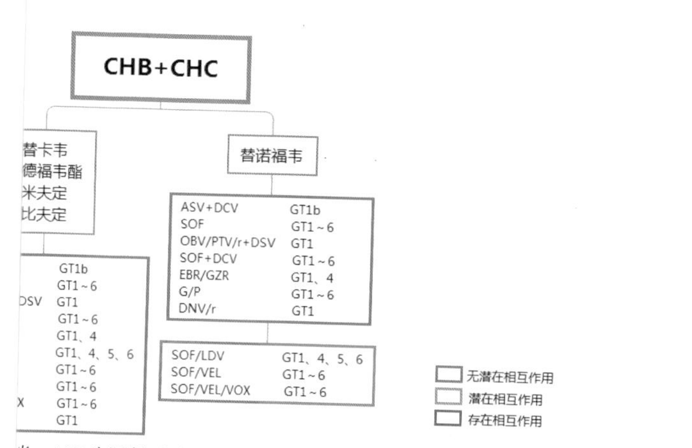

炎；ASV 为阿舒瑞韦；DCV 为达拉他韦；EBR 为艾尔巴韦；GZR 为格拉瑞韦；OBV/
/ 哌仑他韦；SOF 为索磷布韦；LDV 为雷迪帕韦；VEL 为维帕他韦；VOX 为伏西瑞韦；

～ 6 型慢性乙型肝炎 – 丙型肝炎用药推荐流程